アネルズあづさの

精油ブレンドバイブル

新装版

もっと効果的にアロマセラピーを楽しむための
いちばん分かりやすいブレンドの教科書

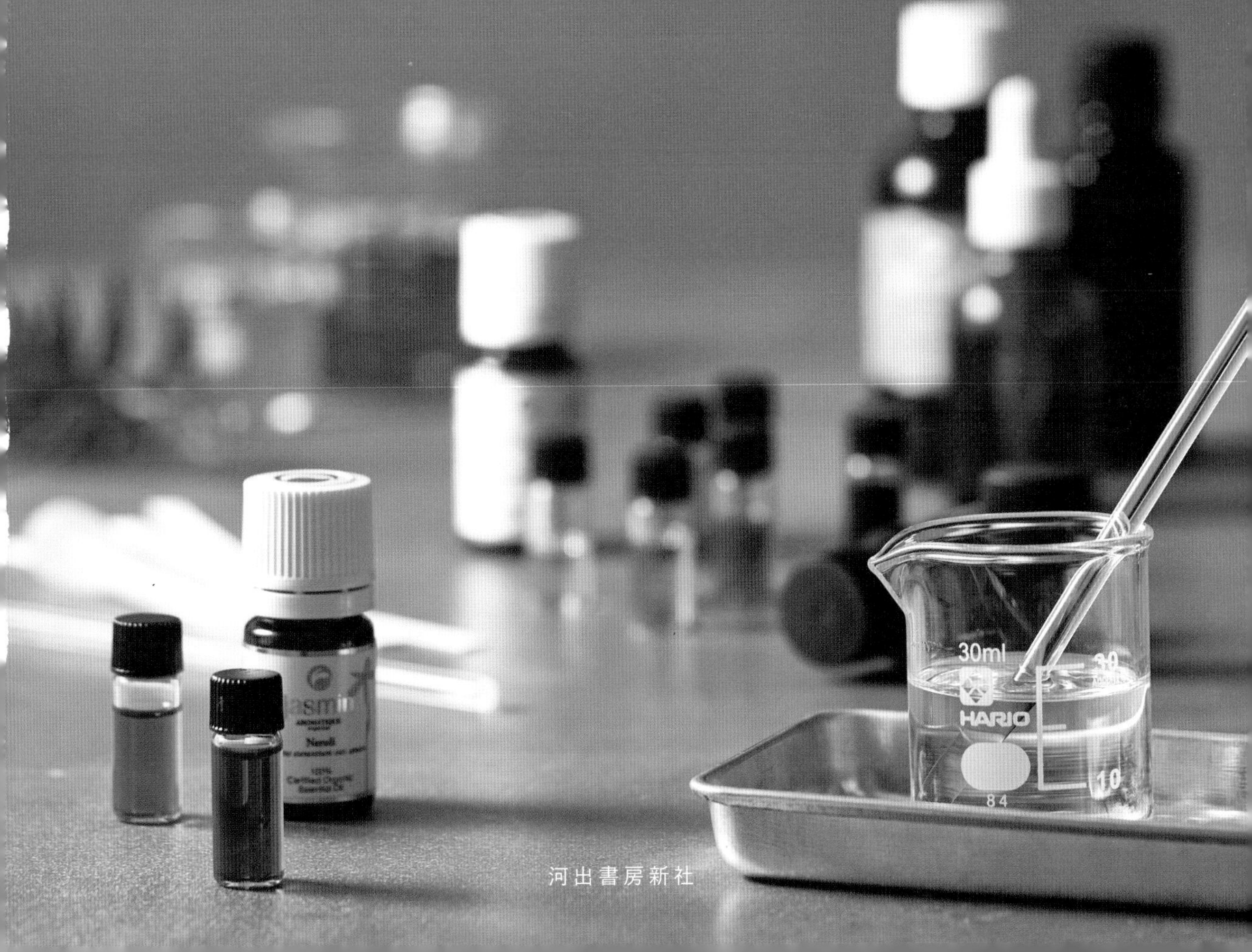

河出書房新社

精油の個性を知って、ブレンディングを楽しみましょう。

下に並んでいる、色とりどりの液体。これは、私がいつも仕事用に持ち歩いている123本の精油の一部です。通常、精油は茶色や青色の瓶に入って中身が見えないため、この豊かな色に驚かれた方も多いかもしれません。精油の色は、そのまま精油の個性を表しています。ひとつひとつ異なる精油の香りや成分、つまり個性を知ることが、ブレンディングの幅を広げ、楽しさも深めます。

私が精油のブレンディングに目覚め、その方法を模索し始めたのは2004年のこと。イギリスでアロマセラピーを学んだあと、サロンや医療の現場で施術したり、農家に足を運んだりして、知識と経験を積んでいる時期でした。その頃、海外の農家の方やアロマセラピスト仲間と会話していると、精油を単品（シングル）で使用するのではなく、ブレンドすることで香りに深みが増し、用途も広がるということが度々話題になりました。それは、精油の可能性を広げ、ひとつの技術になると私は確信し、ブレンディング探求の道を本格的に進むことにしました。そして、自分なりのセオリーを導き出し、

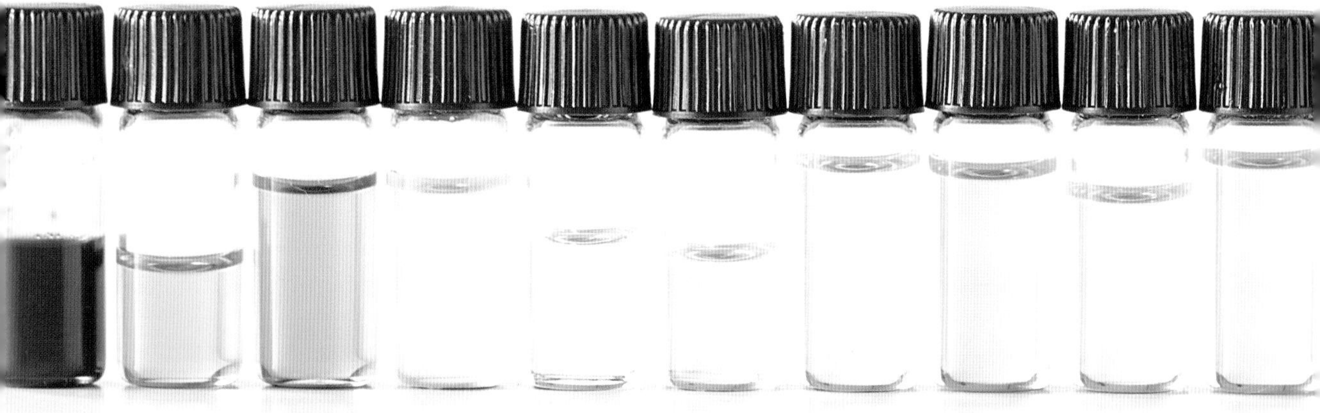

クライアントの前で精油をブレンドしてオリジナルの香りを作ったり、ブレンディングについて執筆したりする仕事をスタートさせたのです。ブレンディングについての学びは、今も継続している途中であり、新しい発見の連続。個性あふれる精油は、常に私にインスピレーションを与えてくれます。

精油をブレンドする一番の目的は「香りを楽しむ」ことです。香りのバランスを意識してブレンドすると、自分が心地よいと感じる香りに近づけることができるでしょう。さらに、アロマセラピーとして精油を活用する場合は化学成分をはじめとする知識も必要です。私は、精油の香りが持つアート性と心身に働きかける機能の両方を生かすことがブレンディングの醍醐味であると感じています。

目に見えない香りは、私たちの目に見えない場所に伝わります。自分の本能を信じて、それを感じ取る感性を磨き、ブレンディングの楽しみを広げていってください。

アネルズあづさ

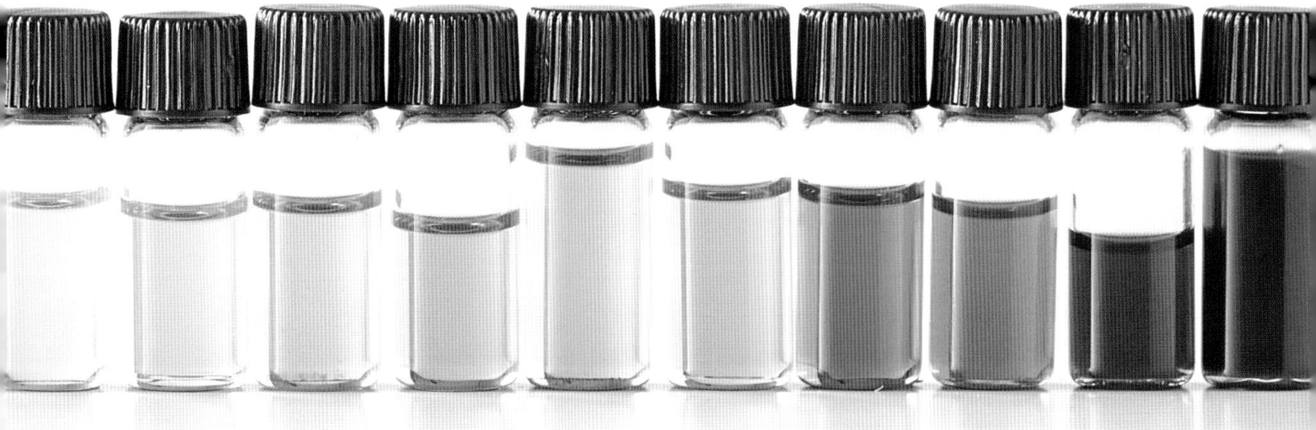

アネルズあづさの
精油ブレンドバイブル
新装版

Contents

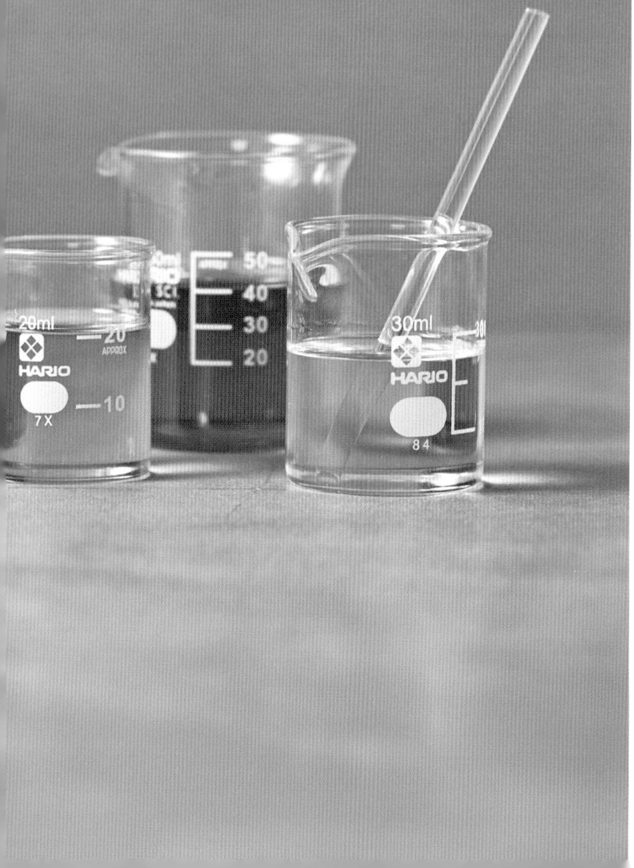

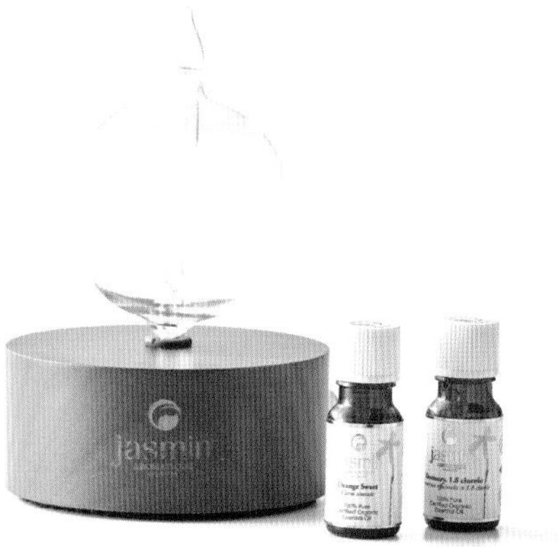
jasmin

精油を扱う前に
下記をお読みください。

●精油原液をそのまま皮膚に塗布したり、飲用したりしないでください。

●高齢者、乳幼児、妊産婦のほか、てんかん、心臓病、高血圧、腎臓病、糖尿病、免疫障害（アレルギーなど）を持つ方の使用は、知識を持った専門家もしくはアロマセラピストの指示を仰いでください。

●精油の保管方法、使用期限については23ページで説明していますので、ご覧ください。

●アロマセラピーは「治療」ではありません。本書では、健康や美容に役立つ様々なアロマセラピーの利用法や精油の使い方を紹介していますが、それらは「予防」や「改善」のために行うものであり、「治療」を目的として行うものではありません。

●精油は「医薬品」ではありません。

●体調が優れない方や健康状態が気になる方、妊娠中の方、特定の症状がある方は、まず医師の診断を受けてください。

●本書の著者および出版社は、精油を使用して生じる健康上の問題に対する法的責任を認めるものではありません。また一切の損傷や負傷などについての責任は負いません。

Chapter. 1

ブレンディングを楽しみましょう

Basic blending lesson

小さな精油の瓶を開けると漂ってくるいい香り。
精油は１種類だけでも豊かな香りがしますが、数種類をブレンドすることで、その香りはより奥深いものになり、そこにあなたの個性が表れます。
ブレンディングはアートです。
感性を大切に楽しむことが第一ですが、いくつかの簡単なルールを知っておくと、さらに楽しみが広がります。
その基礎を学び、世界にひとつだけの素敵な香りを生み出してください。

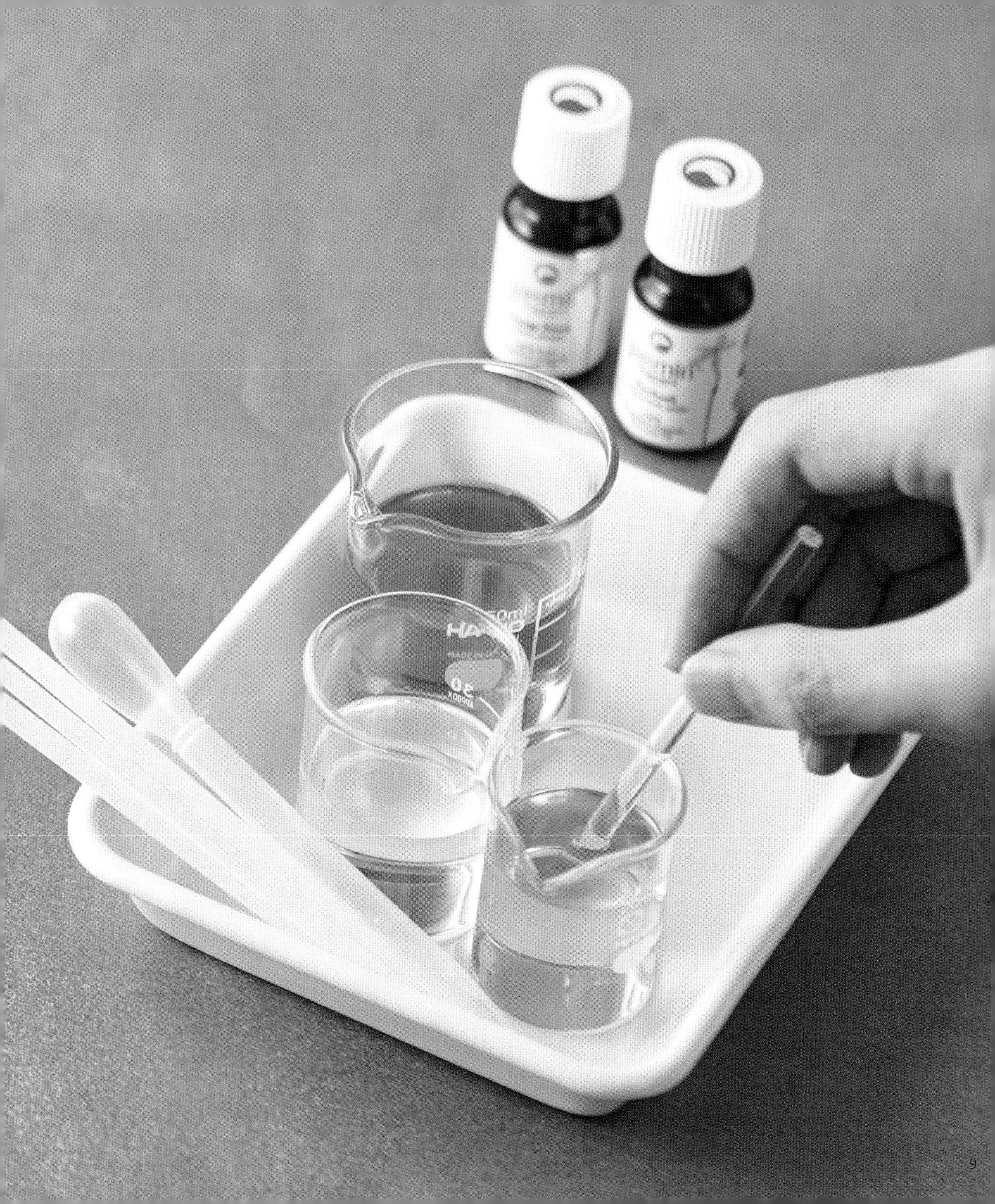

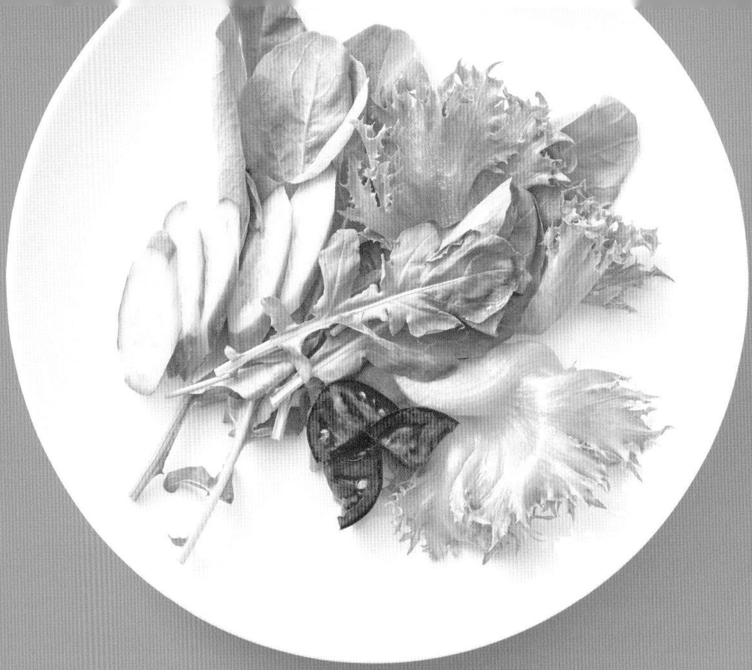

Which salad is delicious?

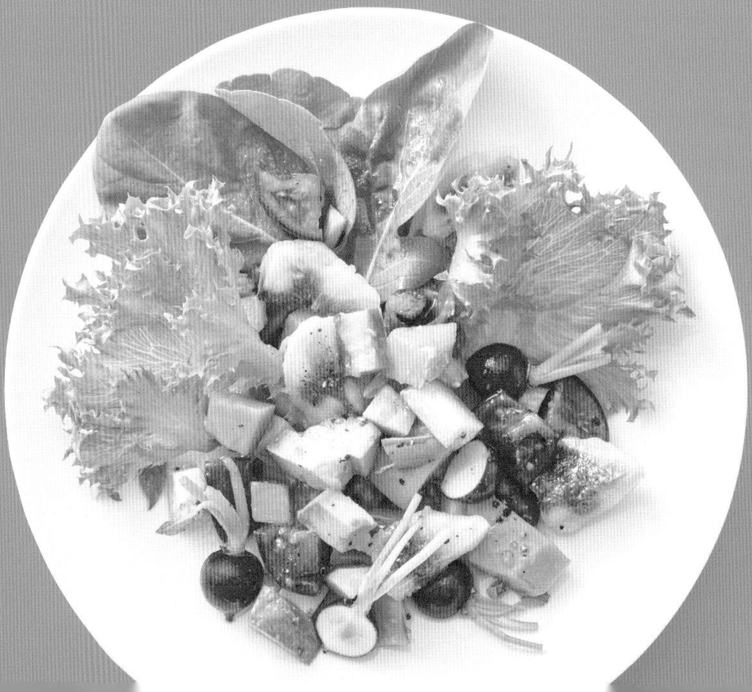

Part.1

ブレンディングのコツを知る

ブレンディングに大切なのは、自らの感性にしたがって香りを楽しむこと。
ほんの少しのコツを知ることで、その楽しみがぐっと広がります。

RULE 1 自分の感性に正直になることが ブレンディングの第一歩

香りのブレンディングにとって一番大切なのは、その精油（エッセンシャルオイル）の香りが好きか嫌いか、自分の感性に正直になることです。「リラックスには○○の精油がよい」と本に書いてあっても、もし自分がその精油の香りを好きでなければどうでしょうか？ おそらく、リラックス効果を十分に感じることはできないはずです。香りの好みは人と違ってよいものですし、自分の好みの香りを生み出すこともブレンディングの醍醐味のひとつ。ブレンディングを始める前に、まずは精油１本ずつの香りを嗅いでみて、自分の好きな香りかどうか感じてみましょう。

RULE 2 主役の精油を決めてから 引き立て役の精油を添える

精油には数え切れないほどの種類が存在し、組み合わせは無限にあります。その中からいくつかの精油を選び、バランスのとれたブレンドを作るためには、主役となる精油から順に決めていくのが最適な方法です。なぜなら、主役となる精油は香りの軸であり、軸のない香りはぼやけた印象になってしまうからです。主役が決まったら、その香りを引き立てるような精油を選んでいきましょう。引き立て役と言っても、ブレンドの仕上がりを大きく左右するので、主役の精油と相性のよいものを選ぶことが重要なポイントとなります。

RULE 3 精油の個性を理解し より長く楽しめる香りに

植物の花、葉、木、果皮などから特別な方法（138～140ページ参照）で抽出される精油。茶色や緑色の瓶に入って販売されており、ふたを開けた瞬間ふわーっと心地よい香りが広がります。これだけでも、植物のパワーを存分に感じることができるでしょう。香りの強さや、持続性などは植物によって異なり、100％天然のピュアな精油の場合はその違いがとても大きく現れます。ブレンディングを行うときも、それぞれの精油の個性を意識して組み合わせるようにすると、1本で使うよりも豊かな香りになり、長時間楽しめるように仕上がります。

RULE 4 分類の異なる精油を組み合わせ 香りに奥行きを出す

ブレンディング初心者にとって、「自分で香りを作る」ということはイメージしにくいかもしれません。しかし、ブレンディングを料理にたとえると、それがよく理解できます。左ページのサラダを見てください。上のサラダと下のサラダ、どちらがおいしそうに見えるでしょうか？ 好みにもよりますが、ほとんどの人は彩りがよく、一口ごとに味や食感の変化を楽しめそうな下のサラダを選ぶはずです。精油のブレンディングも同様に、「柑橘系」と「フローラル系」といった香りの特徴が異なる精油を組み合わせることが、記憶に残る奥深い香りとなります。

How do you feel?

Citrus

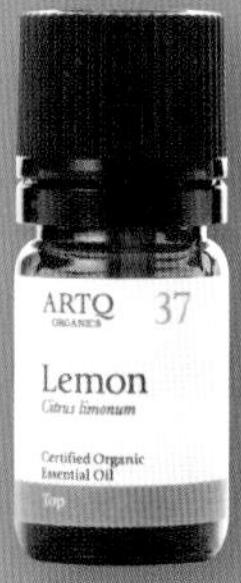

Lemon

Sweet

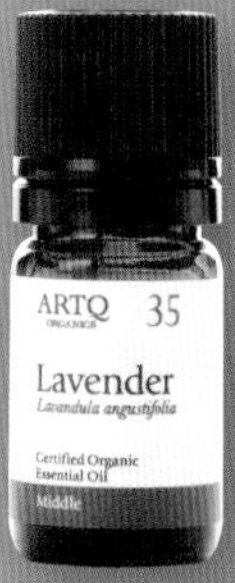

Lavender

Herbal

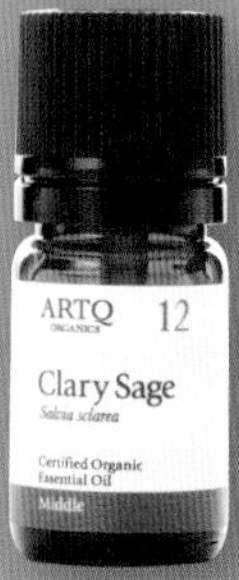

Clary Sage

Deep

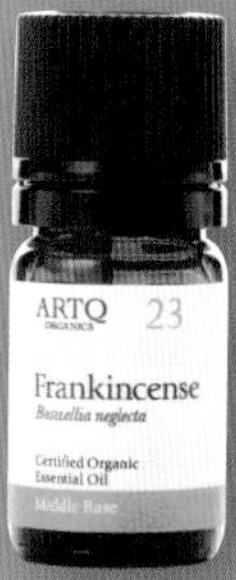

Frankincense

Warm

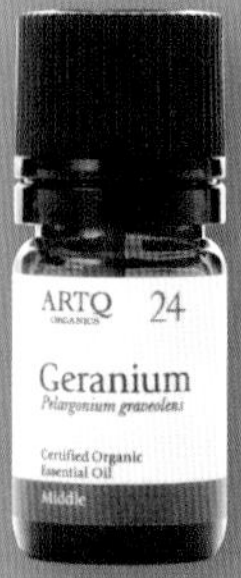

Geranium

Fruity

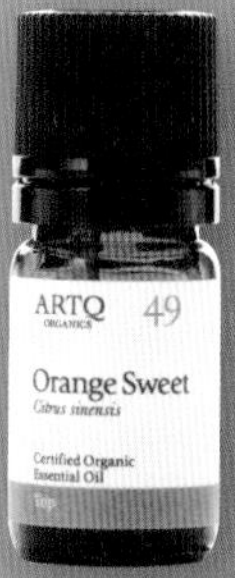

Orange Sweet

Fresh

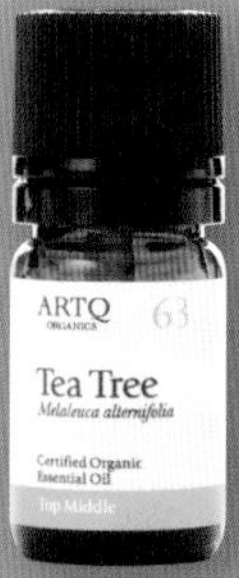

Tea Tree

Medicinal

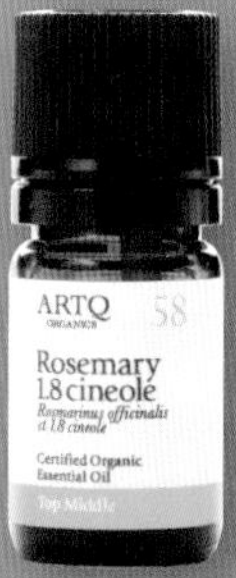

Rosemary

Dry

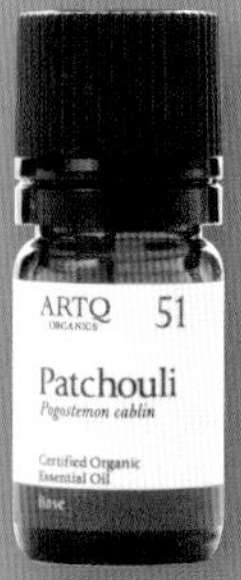

Patchouli

Mellow

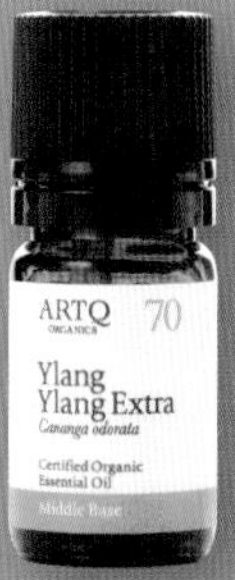

Ylang Ylang

Elegant

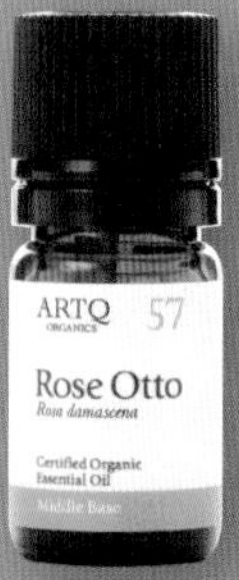

Rose

Floral

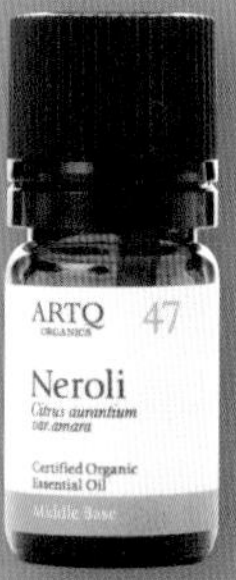

Neroli

Part.2

精油の香りを感じる

どんな香りを作りたいか。ブレンディングはそのイメージに合わせて精油を選んでいきます。
まずは、ひとつひとつの精油がどんな香りか感じてみましょう。

精油の抽出部位を知り 香りのイメージを具体的にする

花に近づくといい香りがしますし、オレンジやグレープフルーツの皮をむいたときにはおいしそうな香りが漂います。これらは代表的な例ですが、植物によっては葉、樹皮、実、根からも香りを放つものがあります。なぜなら、それらの植物の部位には「油胞《ゆほう》」と呼ばれる香りのもとがあるからです。精油はこの油胞の中に含まれています。抽出部位を知ることは、香りを具体的にイメージするために役立ちます。可能であれば、植物の姿を実際に見て、触ってみるとより理解が深まるでしょう。

香りを繰り返し嗅いで 嗅ぎ分けをマスターする

ブレンディングでは、ひとつひとつの素材として精油の香りを感じ、個性を知ることがスキルアップにつながります。香りを嗅ぎ分けることができると、スムーズに精油を選べるようになり、ブレンドの完成イメージも湧きやすくなるでしょう。精油の香りを嗅ぎ分けることは、精油のプロであるアロマセラピストでも難しいことなので、はじめは数本からでかまいません。精油を試香紙に１～２滴垂らし、香りの印象を言葉で表現してみましょう。21ページの「言葉で香りを表現する」も、ぜひ参考にしてください。それを繰り返していくことで、だんだん香りの違いが理解できるようになり、自分の好みもわかるようになります。

精油の選び方

100%天然の植物から抽出された精油を選びましょう

雑貨店などでは、精油と同じような小さな瓶に人工的に香りづけした液体を入れて販売しているものもあるので、注意しましょう。

学名が記されているかを確認しましょう

学名とは植物を特定する世界共通の表記です。精油の名称は国やブランドによって異なるため、この学名を確認しましょう。

アロマセラピー専門店で購入しましょう

精油は様々な店で販売されていますが、はじめて購入する場合は、アドバイスなども受けられるアロマセラピー専門店での購入をおすすめします。専門店なら、精油とほかの液体を間違えることもありません。慣れてきたら、通信販売などで購入するのも便利でよいでしょう。

香りを嗅いで購入しましょう

アロマセラピー専門店では、ほとんどの場合、テスターで香りを嗅ぐことができます。同じ名前の精油でも、ブランドや栽培された国によって、香りの印象が異なる場合があるので、実際に嗅いで選ぶのが確実です。

Part.3

香りのノートを学ぶ

ノートとは、香りの揮発（蒸発）する速さ、香りが私たちの鼻に伝わる速さのことです。
ブレンディングはこのノートを意識すると、バランスがよくなります。

5つのノートのバランスをとることで香りが長持ちする

100%天然の植物から抽出された精油は、香りの揮発する速さがそれぞれ異なります。これは、含まれている化学成分（32 ～ 35ページ参照）の種類や量による違いで、「ノート」という言葉で表現します。ノートは、揮発が速い順に「トップ」「トップ・ミドル」「ミドル」「ミドル・ベース」「ベース」の５段階に分けることができ、それぞれの特徴は下記の表の通りです。

ブレンディングに使用する精油は、このノートに偏りがないことがポイント。例えば、トップノートの精油ばかりをブレンドすると、すぐに香りを感じられますが香りが消えるのも早く、短い時間しか香りを

ノート	特徴
トップ	一番はじめに香り、30分～２時間ほど香りが持続します。柑橘系の果皮から抽出される精油のほとんどが、このトップノートに分類されます。フルーティかつフレッシュな香りで、心を明るくしたり元気づけたりする働きがあります。
トップ・ミドル	トップノートのあとに香り、１～３時間ほど香りが持続します。トップとミドル両方の特徴を併せ持ち、葉から抽出したスーッと爽快感のある精油やスパイス系の精油を多く含みます。リフレッシュしたり活力を与えたりする働きがあります。
ミドル	トップ・ミドルノートのあとに香り、２～６時間ほど香りが持続します。ブレンドの中心となり、全体のバランスを保つ役割を担います。温かみがあり優しさを感じる精油が多く、心のバランスと体のバランスの両方を保つ働きがあります。
ミドル・ベース	ミドルノートのあとに香り、３時間～１日香りが持続します。ミドルとベース両方の特徴を併せ持ち、まったりと香る花から抽出した精油を多く含みます。リラックス効果やホルモンバランスの調整など、女性に優しい働きをする精油が多く、香りはどれも強めです。
ベース	時間を経過したあとにゆっくり深く香り、４時間～数日香りが漂います。ブレンド全体をまとめる役割を担い、木や根から抽出される精油を多く含みます。深い呼吸を促して心をどっしりと落ち着かせ、地に足を着けて前進できるように働きかけます。

楽しめません。逆に、ベースノートの精油ばかりをブレンドすると、香りが伝わるのが遅く、なかなか香りを感じられません。トップからベースまで、できるだけまんべんなくノートを含むことで、ブレンドした香りを長く楽しむことができます。

ブレンディングの印象を決めるのは最初に香るトップノート

ブレンドする際に心得ておきたいのは、香りの第一印象を決めるのはトップやトップ・ミドルの精油だということ。ミドルやベースの香りは、少し時間が経ってから香ってくるため、最初に香るトップやトップ・ミドルの好き嫌いがブレンディングの印象を左右します。下記の表には、ブレンドするときの割合を入れています。トップノートの精油は香りが弱いため滴数は多め、ベースノートの精油は香りが長く続くため少なめにしてバランスをとります。もちろん、これはひとつの目安です。この割合をベースにし、自分の感性を大切に滴数を調整してください。

また、異なるノートの精油をブレンドするということは、時間の経過によって香りが変化していくということ。どの順番でどの精油が香るのかをイメージして、ストーリーを組み立てるのもブレンディングの楽しみのひとつです。

代表的な精油	ブレンドの割合	10滴の場合	15滴の場合
オレンジスウィート、グレープフルーツ、ベルガモット、レモン	20～55%	2～5滴	3～8滴
カルダモン、クローブ、ジンジャー、ティートリー、ペパーミント、ユーカリプタス	10～20%	1～2滴	2～3滴
カモミールローマン、クラリセージ、ゼラニウム、ラベンダー	10～30%	1～3滴	2～5滴
イランイラン、ジャスミン、ネロリ、ローズ	10～20%	1～2滴	2～3滴
サンダルウッド、パチュリ	5～20%	1～2滴	1～3滴

Part.4

T《トップ》・M《ミドル》・B《ベース》の法則を考える

ブレンディングはトップからベースまで5つのノートをバランスよく精油を選ぶことが重要。
では、2種類や3種類のときはどうすればよいのか？ それを決めるのが「T・M・Bの法則」です。

5つのノートを
アルファベットの記号で表す

ブレンディングの基本は、各ノートの精油をバランスよく選ぶことです。とはいえ、手元にある精油から各ノートを1本ずつ選ぶことは意外に難しいもの。そのときに役立つのが「T・M・Bの法則」に基づいた精油選びです。まず、各ノートを下記のようにアルファベットの記号で表してみましょう。

トップノート ……… T
トップ・ミドルノート ……… TM
ミドルノート ……… M
ミドル・ベースノート ……… MB
ベースノート ……… B

T・M・Bの記号を含むことが
ブレンディングの基本

T・M・Bの記号をかならずひとつ以上含むように精油を選んでブレンドするのが「T・M・Bの法則」です。2種類の精油を使う場合、トップ（T）とミドル・ベース（MB）の精油を選べば「T」「M」「B」をすべて含むことになります。トップ・ミドル（TM）とベース（B）でもOKです。逆にトップ（T）とベース（B）では「M（ミドル）」が含まれないので、バランスがとれず印象の薄いブレンドになってしまいます。このように、「T・M・Bの法則」にしたがえば、少ない本数の精油でも、トップからベースまでを網羅することができます。

少ない本数でも
バランスのとれたブレンドに

次に、3種類の精油のブレンディングを考えてみましょう。この法則にしたがうとトップ（T）とミドル（M）とベース（B）のブレンドや、トップ（T）とトップ・ミドル（TM）とベース（B）のブレンドはOK。トップ・ミドル（TM）2本とミドル・ベース（MB）1本のブレンドでもかまいません。同じ3種類でもトップ（T）とトップ・ミドル（TM）とミドル（M）では「B（ベース）」が含まれないので、香りが長続きしません。また、ミドル（M）とミドル・ベース（MB）とベース（B）では「T（トップ）」が含まれないので、香りをすぐに感じられず、もの足りなさが残ります。

精油の選択の幅を広げ
ブレンディングを楽しむ手助けに

このように、「T・M・Bの法則」を覚えておけば、少ない本数でもバランスのよいブレンドが完成します。また、精油の数が4種類、5種類、6種類と増えた場合にも、この法則をベースにすることで精油の選択肢が増えますし、組み合わせのバリエーションもぐんと広がります。18ページでは精油のノートがひと目でわかるように一覧表を載せていますので、手早く精油を選ぶときの参考にしてください。もちろん、ブレンディングは感性が第一です。ただ、基本の考え方としてこの法則を意識することで、さらに楽しむ手助けとなります。

What is T・M・B?

T
トップノート

TM
トップ・ミドルノート

M
ミドルノート

MB
ミドル・ベースノート

B
ベースノート

2種類のブレンド

OK	NG
T + MB	T + M
TM + B	M + B
TM + MB	T + B

3種類のブレンド

OK	NG
T + M + B	T + TM + M
T + TM + MB	M + MB + B
T + TM + B	
T + MB + B	
TM + TM + B	
TM + MB + MB	
TM + MB + B	

精油のノート一覧表

精油	ページ	トップ	トップ・ミドル	ミドル	ミドル・ベース	ベース
イランイラン	44				↔	
オレンジスウィート	45	↔				
カモミールローマン	46			↔		
カルダモン	72		↔			
クラリセージ	48			↔		
グレープフルーツ	49	↔				
クローブ	72		↔			
サイプレス	50	←	―	―	→	
サンダルウッド	51					↔
シナモンリーフ	73		↔			
ジャスミン	52				↔	
ジュニパーベリー	53		↔			
ジンジャー	73		↔			
ゼラニウム	54			↔		
ティートリー	56		↔			
ネロリ	57				↔	
パチュリ	58					↔
ブラックペッパー	73		↔			
フランキンセンス	59		←	―	→	
ペティグレン	60			↔		
ペパーミント/スペアミント	61		↔			
ベルガモット	62	↔				
マージョラム	63			↔		
ユーカリプタスラディアータ	64		↔			
ラベンダー※	65		※2　※3 ↔	※1 ↔		
レモン	67	↔				
レモングラス	68		↔			
ローズ	69				↔	
ローズマリー 1.8シネオール	70		↔			

※1 真正ラベンダー／※2 スパイクラベンダー／ ※3 ラバンジン

Part.5

香りの強さに注意する

ブレンドしたのになぜかひとつの精油の香りしかしない……それは、香りの強さが関係しています。
ノートの組み合わせに加え、香りの強弱も意識してみましょう。

ノートによって香りの強さが異なる

精油の特性として、トップノートの精油は香りが「弱い」、トップ・ミドルは「やや弱い」、ミドルは「強い」、ミドル・ベースは「かなり強い」となります。ベースノートの精油は香りの強弱というよりも、どっしり「重い」印象です。ベースノートの精油は香りに個性があるため、進んで多くの滴数を入れることはほとんどありませんが、全体の20%以下にしておいたほうがよいでしょう。

ミドルやミドル・ベースは優しい香りに惑わされないように

気をつけたいのが、ミドルやミドル・ベースノートの精油です。この2つのノートは花から抽出された精油が多く、1種類だけで嗅ぐと優しくて心地よい香りがします。安全性が高いものも多いため、つい多くの滴数を入れてしまうのですが、これがミドルやミドル・ベースノートの精油の落とし穴です。実は香りが強く、滴数が多いとトップやベースノートの香りを消してしまいます。料理の塩気が強いときに砂糖を加えてもおいしくならないのと同様に、ミドルやミドル・ベースノートの強い香りを和らげようとほかの精油を足してもブレンディングはまとまりません。とくにイランイラン、カモミールローマン、ゼラニウム、クラリセージ、ラベンダー、ローズは要注意。練習を重ね、適切な滴数の感覚をつかみましょう。

T	トップノート 弱い
TM	トップ・ミドルノート やや弱い
M	ミドルノート 強い ⚠
MB	ミドル・ベースノート かなり強い ⚠
B	ベースノート 重い

Part.6

精油を購入する

精油はまず好きな香りを購入するということが大前提ですが
ブレンディングを楽しむのであれば、ノートを意識して購入することをおすすめします。

まずはトップ、ミドル、ベースから各1本ずつ選ぶ

ブレンディングを楽しみたいからといって、はじめから数十本の精油を買い揃える必要はありません。まずは好きな香りの精油を３本ほど購入し、あとは可能な範囲で少しずつ足していけばいいのです。ただ、柑橘系のみや、フローラル系のみなどと偏ってしまうと、ブレンディングの楽しみが広がりません。買い足すときもノートを少し意識してみましょう。はじめに、トップ、ミドル、ベースの各ノートから１本ずつ好きな香りの精油を購入しておけば、１本ずつ精油を使うこともできますし、３本を数滴ずつ混ぜただけでバランスのとれたブレンドになります。

次にトップ・ミドルとミドル・ベースの精油を購入

次に買い足すのは、トップ・ミドルとミドル・ベースの精油がよいでしょう。これでトップからベースまで5本の精油が揃い、「T・M・Bの法則」に基づいたブレンディングのあらゆる組み合わせが可能になります。さらに買い足していく場合も、トップとミドルとベースの各ノートの精油を３本、その次はトップ・ミドルとミドル・ベースの精油２本と同じパターンを繰り返しながら増やします。もちろん、トップからベースまでの５本セットで買い足してもかまいません。新しい精油を購入する際は手元に何があるか確認し、効率よく増やしていきましょう。

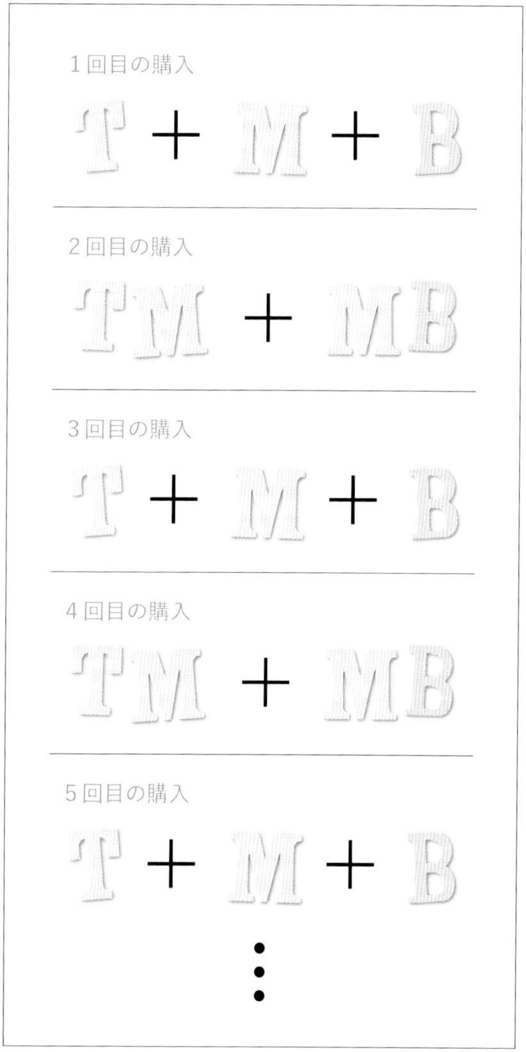

香りを言葉で表現する

香りを表現する用語		香りのイメージ
アースィー	Earthy	土を掘り起こしたときに感じる、少しかび臭さを伴う大地を思わせる香り
アニマル	Animal	動物臭のような香り
ウォーム	Warm	温かみのある優しい香り
ウッディ	Woody	木のような香り、芳香性の樹木を思い出させる香り
エレガント	Elegant	優雅で上品、高貴さを感じさせるような香り
カンファー	Camphor	樟脳（しょうのう）のような香り
グリーン	Green	青臭い香り、つゆを帯びた葉や草の香り
シトラス	Citrus	柑橘類のような香り、柑橘系類の皮をむくときに立つ香り
スウィート	Sweet	甘さを感じる女性的な香り
スパイシー	Spicy	クローブ、シナモン、ブラックペッパーなど香辛料のような香り
ディープ	Deep	どっしりと落ち着いた、深みを感じるベースノートに多い香り
ドライ	Dry	乾いたような香り
ハーバル	Herbal	ハーブ（薬草）のような香り、かすかにスパイスの香りを伴った青臭い香り
バニラ	Vanilla	バニラのような香り、甘くうっとりするような赤ちゃんを思わせる香り
バルサミック	Balsamic	植物の樹脂のような香り
フルーティ	Fruity	果実を思い起こさせる香り
フレッシュ	Fresh	爽快感のあるさっぱりとした香り
フローラル	Floral	花を思い起こさせる香り
ミンティ	Minty	ミント（薄荷）のような香り
メディシナル	Medicinal	医薬品や薬効のあるものを思わせる、やや苦味のあるグリーンな香り
メロウ	Mellow	落ち着いた印象の円熟した芳醇な香り
モッシィ	Mossy	コケのような香り、湿った大地のような香りを思わせる香り
レザー	Leather	なめし革のような香り

ブレンドした香りを言葉で表現することで、よりイメージがかたまり、ブレンディングの上達にもつながります。上記の用語を参考に、2つの用語を合わせるなどしながら、自分らしい表現を見つけてください。

Are you ready?

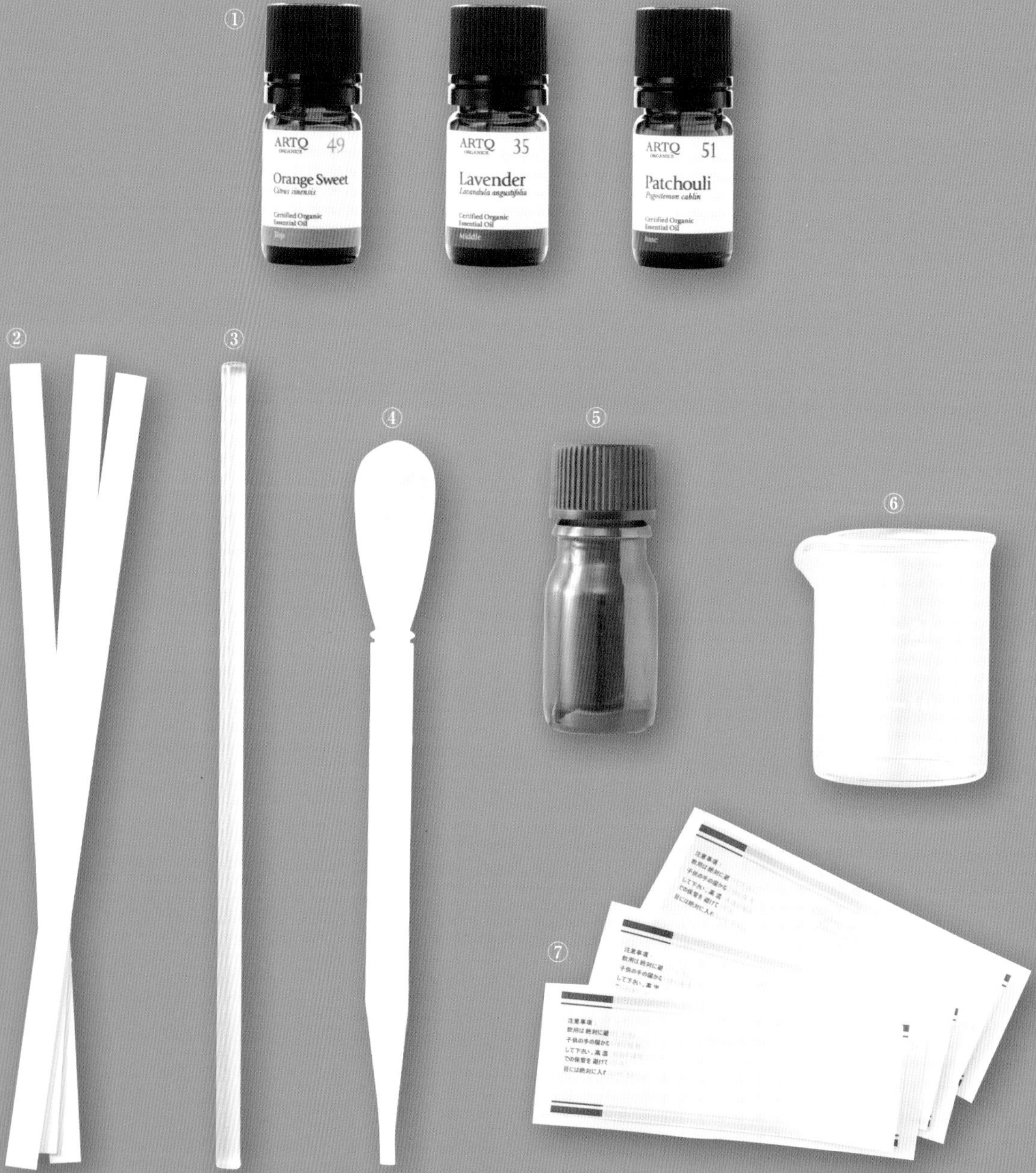

Part.7

必要なものを揃える

ブレンディングを始める前に、必要なものを揃えて準備を整えましょう。
下記の７つがあれば、ほかに特別な道具は必要ありません。

① 精油

複数の精油を準備します。ブレンドするからといって、はじめからたくさんの精油を揃える必要はありません。20ページを参考に好きな香りのものを少しずつ買い足し、新鮮なうちに使い切りましょう。

② 試香紙（ムエット）

精油の香りを確認するための、細長い紙です。アロマセラピー専門店で購入できます。自分で画用紙をカットして作ってもかまいません。

③ ガラス棒

精油を混ぜるときに使用します。アロマセラピー専門店や実験器具を扱う店などで購入できます。スプーンなどで代用してもかまいませんが、料理と兼用ではなく専用のものを準備しておきましょう。

④ スポイト

ブレンドした精油を、遮光瓶に移すときに使用します。それぞれの精油に1本ずつ、使い捨てのものを準備しましょう。アロマセラピー専門店や実験器具を扱う店などで購入できます。

⑤ 遮光瓶

精油は日に当たると変質するため、光を遮断する茶色や緑色の遮光瓶に入れて保管します。精油を1滴ずつ垂らせるドロッパーつきのものを選びましょう。アロマセラピー専門店で購入できます。

⑥ ビーカー

精油を混ぜるときに使用します。ブレンディングには20mℓや30mℓの小さめのものが便利です。アロマセラピー専門店や実験器具を扱う店などで購入できます。

⑦ ラベルシール

ブレンディングの目的やブレンドに使用した精油名を記入して遮光瓶に貼ります。アロマセラピー専門店で購入できます。

精油の保管方法

●使用後は精油のキャップをしっかりと閉める。
●精油は引火する可能性があるので、火気まわりで使用したり保管したりしない。
●高温多湿を避け、日の当たらない場所で保管する。
●子供の手の届かない場所、ペットなどが近寄らない場所に保管する。

精油の使用期限

●柑橘系の精油は開封後６カ月で使い切るようにする。未開封の場合も、保管は１～２年を目安とする。
●柑橘系以外の精油は開封後１～２年を目安に使い切る。

精油の注意事項

●精油の原液をそのまま皮膚に塗布したり、飲用したりしない。
●高齢者、乳幼児、妊産婦のほか、てんかん、心臓病、高血圧、腎臓病、糖尿病、免疫障害（アレルギーなど）の方の使用は、知識を持った専門家もしくはアロマセラピストの指示を仰ぐ。

Part.8

ブレンディングにチャレンジする

準備が整ったら、ブレンディングの実践です。ブレンディングは繰り返し行うことで上達し、感性も養われます。失敗を恐れず、どんどんチャレンジしましょう。

STEP 1 ブレンディングのイメージ・目的を決める

どのような香りを作りたいか、ブレンドした精油をどのように利用したいかなど、そのイメージや目的を決めましょう。ただ「いい香り」という漠然とした印象ではなく、具体的な完成形を頭の中にイメージすることが大切です。

ブレンドした精油は空間の中で香らせて楽しむ場合もありますし、心身をよりよい状態に改善するために利用する場合もあるでしょう。このとき、「甘い香りで、リフレッシュもできて、疲労回復とホルモンバランス調整に役立つブレンド」などと、いくつものイメージや目的を盛り込むとブレンドした香りの全体像がつかめません。今、自分は何を必要としているかを考え、イメージや目的はひとつか2つに絞りましょう。

具体的なイメージや目的を決めるときの参考となるキーワードの例を下記に並べました。
ブレンディングのヒントにしてください。

☑ 香りの印象

- □ 温かい
- □ 甘い
- □ ウッディ
- □ エレガント
- □ 落ち着いた
- □ さわやか
- □ すっきり
- □ スパイシー
- □ 華やか
- □ フルーティ
- □ フローラル
- □ 優しい

☑ シチュエーション

- □ バースディパーティ
- □ クリスマスパーティ
- □ 結婚披露宴
- □ お茶会
- □ ピアノの発表会
- □ ヨガスタジオ
- □ 会議室
- □ 玄関
- □ ロマンチックな夜を過ごす寝室
- □ 小さな子供が遊ぶ子供部屋
- □ 受験生の勉強部屋
- □ 介護施設

☑ 心身の改善

- □ リフレッシュ
- □ リラックス
- □ 集中力アップ
- □ 快眠
- □ 風邪・インフルエンザ予防
- □ 花粉症改善
- □ 頭痛緩和
- □ 疲労回復
- □ 時差ボケ緩和
- □ 代謝アップ
- □ 免疫力アップ
- □ ホルモンバランス調整

STEP 2 目的に合う精油を選んで主役を決める

Chapter.2の精油のプロフィールやChapter.4のブレンドレシピ、26～27ページの一覧表などを参考にして、イメージや目的に合った精油を選びます。それらの精油を嗅いで、最も好きな香り、最も心地よいと感じる香りを「主役」に決めましょう。

ブレンディングでは、この「主役」を決めるというプロセスがとても重要です。主役の精油をいかに引き立たせるかが、ほかの精油を選ぶ基準となります。ただ、精油の中にはあまり主役に向いていない精油もあります。Chapter.2では、精油ごとのブレンドのポイントを詳しく紹介していますので、参考にしてください。また、体調によっては使用できない精油もありますので、注意事項の欄を確認しましょう。

例 リラックスしながら、ホルモンバランスを整えたい。

目的が２つある場合は、ひとつの目的に対して主役となる精油を１本ずつ選びます。主役となる２本の精油は、自分自身が好きな香りであることが前提ですが、Chapter.2のプロフィールにある「相性のよい精油」であれば、よりバランスをとりやすくなります。

リラックスにおすすめの精油

イランイラン、オレンジスウィート、グレープフルーツ、ティートリー、ペパーミント、ユーカリプタスラディアータ、レモングラス、ローズ　──など

＋

ホルモンバランス調整によい精油

イランイラン、オレンジスウィート、カモミールローマン、カルダモン、クラリセージ、サイプレス、ゼラニウム、ネロリ　──など

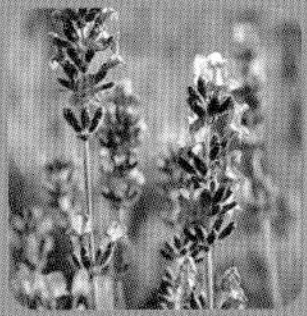

ラベンダー

主役のひとつを、優しく甘い香りがするラベンダーにします。

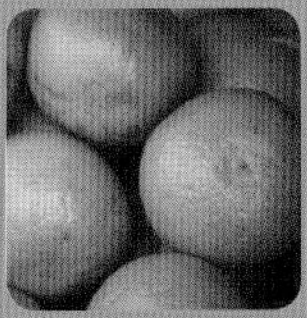

オレンジスウィート

もうひとつの主役を、甘い柑橘の香りがするオレンジスウィートにします。

目的別 おすすめの精油一覧表

	イランイラン	オレンジスウィート	カモミールローマン	クラリセージ	グレープフルーツ	サイプレス	サンダルウッド	ジャスミン	ジュニパーベリー	ゼラニウム	ティートリー	ネロリ
紹介しているページ	44	45	46	48	49	50	51	52	53	54	56	57
リラックス	○	○			○						○	
リフレッシュ		○	○				○	○		○		○
やる気アップ		○			○		○			○	○	
明るい気持ち		○			○			○				○
安眠・快眠										○	○	○
空気洗浄		○			○	○					○	
虫除け							○			○	○	
花粉症（鼻水・鼻づまり）		○				○	○				○	
せき・のどの痛み		○	○		○	○	○				○	
消化器系の不調		○	○		○					○		
免疫力アップ	○	○				○	○		○	○	○	○
代謝アップ	○	○			○	○				○	○	
疲労回復	○	○	○	○						○		○
性的機能アップ												
ホルモンバランス調整	○	○		○	○	○	○	○	○	○		○

心をよりよい状態に保ちたい、体調を改善したいなど、目的別にブレンドするときのおすすめ精油一覧表です。
Chapter.2の精油プロフィールと併せて参考にしてください。

	パチュリ	フランキンセンス	ペティグレン	ペパーミント	ベルガモット	マージョラム	ユーカリプタス ラディアータ	ラベンダー	レモン	レモングラス	ローズ	ローズマリー 1・8シネオール	カルダモン	クローブ	シナモンリーフ	ジンジャー	ブラックペッパー
	58	59	60	61	62	63	64	65	67	68	69	70	72	72	73	73	73
			○	○			○			○	○	○					
	○	○			○			○					○		○		
		○		○	○		○	○	○	○		○			○	○	
					○					○			○				○
		○	○			○		○	○		○				○		
	○		○	○			○	○	○			○		○	○		
	○							○	○	○				○	○		○
				○	○		○	○	○			○		○			
		○		○			○	○	○			○	○			○	
	○			○		○				○			○		○	○	○
	○	○	○	○※	○		○	○	○				○				○
	○			○		○	○		○		○	○	○			○	○
	○	○		○※	○	○		○			○						
													○				
	○	○			○	○					○		○				

※スペアミントのほうがおすすめです。

STEP 3 主役の精油のノートを確認する

主役の精油が決まったら、香りが揮発する速さを表すノートを確認しましょう。16 ～ 17ページで述べたように、ブレンディングはトップからベースまで、各ノートの精油がバランスよく含まれているのが理想です。まずは、主役となる精油のノートを調べ、選んだ２本が同じノートであればSTEP②に戻って選び直しましょう。

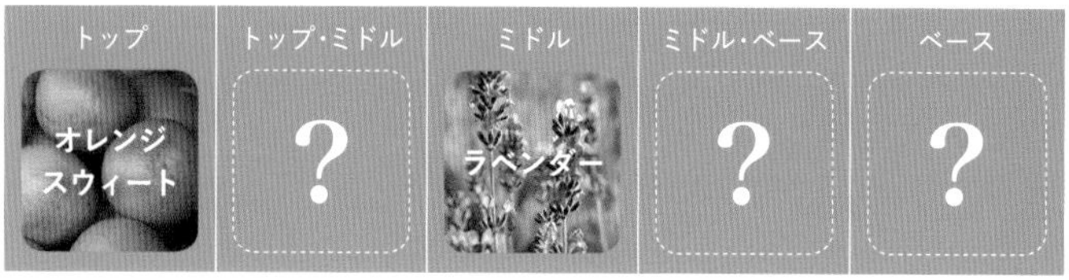

例 STEP②で選んだラベンダーはミドルノート、オレンジスウィートはトップノートです。

STEP 4 脇役となる精油を選ぶ

主役の精油のノートが確認できたら、ブレンドしたときに足りないノートは何か確認します。ブレンディングは３～５種類の精油を混ぜるのが目安で、慣れてきたら６種類以上使用してもかまいません。ここで重要なのが16ページで説明した「T・M・Bの法則」です。脇役の精油を選ぶときはノートを確認し、T（トップ）・M（ミドル）・B（ベース）のバランスを考えて選びましょう。ノートの偏りにさえ注意すれば、あとは感覚を大切に好きな香りを選んでかまいません。このときに、1本1本の精油の嗅ぎ分けができていると、ブレンドした香りのイメージもつかみやすくなります。

例 オレンジスウィートがT（トップ）、ラベンダーがM（ミドル）なので、MB（ミドル・ベース）またはB（ベース）の精油が足りません。18ページの『精油のノート一覧表』を参考に、脇役となる精油を選びましょう。

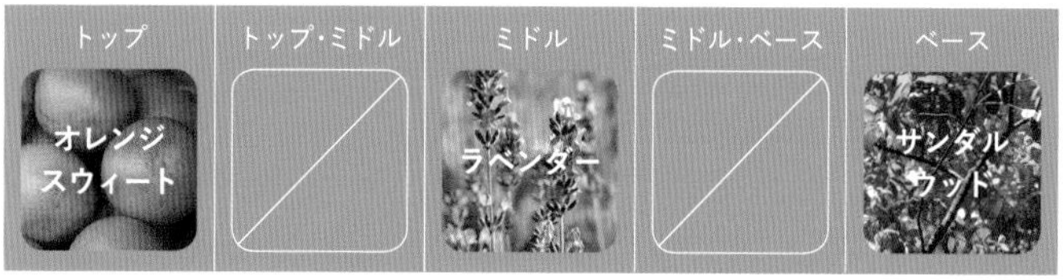

3種類のブレンド

ベースノートに、オレンジスウィートやラベンダーの甘い雰囲気をくずさない、サンダルウッドを加えて全体のバランスを保ちます。

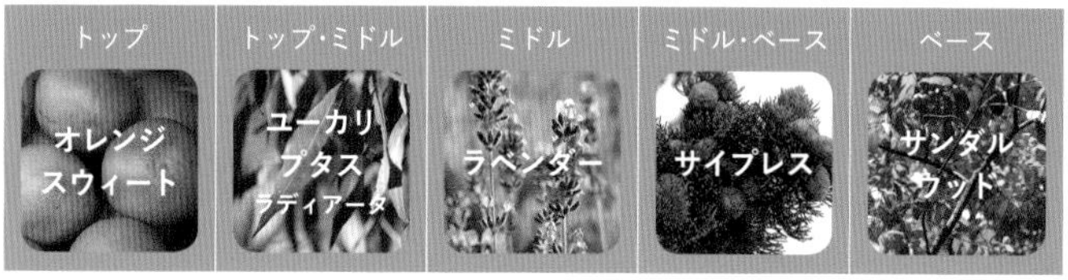

5種類のブレンド

ユーカリプタスラディアータ、サイプレスを加えてさわやかさを出し、サンダルウッドを加えて落ち着いた雰囲気に仕上げます。

STEP

5 香りを嗅ぐ

STEP④で選んだ精油を、試香紙１枚に１滴ずつ垂らして手に持ちます。このとき、精油が揮発する速さを考えて、トップノートを一番高く、ベースノートを一番低く持ちます。そして、鼻に近づけて香りを確認します。イメージ通りの香りであれば、レシピ作成へ。イメージと違っていたらSTEP④に戻って、精油を選び直します。

STEP

6 レシピを作成する

14～15ページの表を参考にしながら、精油の滴数を決めます。全部で10～20滴程度が計算もしやすいでしょう。トップは20～55%、ベースは5～20%と割合に幅がありますので、自分の好みで調整を。この滴数を決めるときは、ノートや香りの強さのバランス、好みによる調整など、精油を多面的に捉える必要があります。その能力を得るためには、精油を嗅ぎ分ける力がベースとなります。

例 選んだ精油の滴数を計算しましょう。

※全10滴の場合

ノート	精油名	割合の目安	滴数※
トップ	オレンジスウィート	20～55%	3滴
トップ・ミドル	ユーカリプタスラディアータ	10～20%	2滴
ミドル	ラベンダー	10～30%	2滴
ミドル・ベース	サイプレス	10～20%	2滴
ベース	サンダルウッド	5～20%	1滴

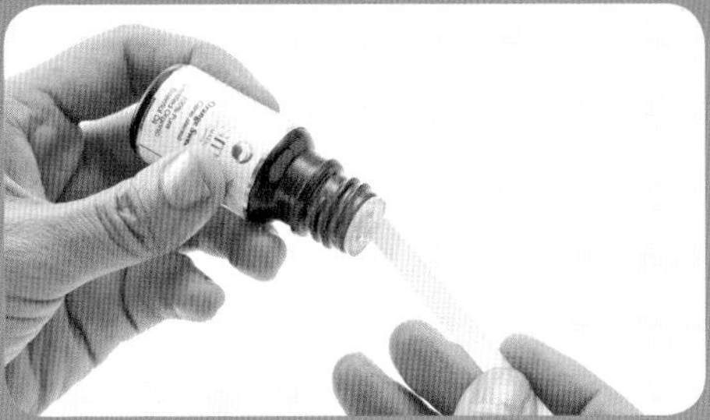

試香紙に精油を垂らします。精油のドロッパー部分に試香紙の角を当て、精油の瓶を少し傾けるようにすると、うまく垂らせます。

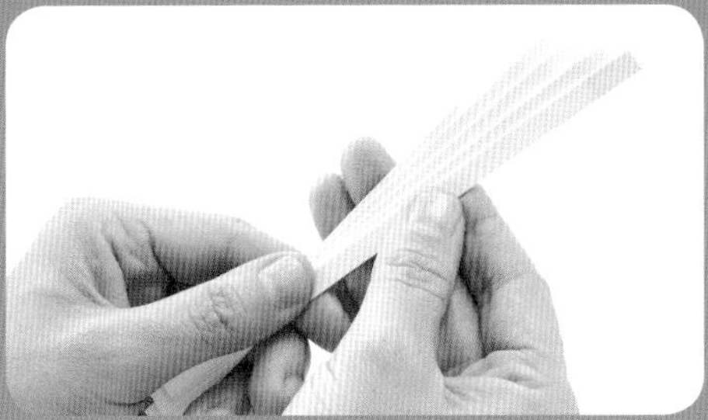

一番上がトップノートの精油、一番下がベースノートの精油です。

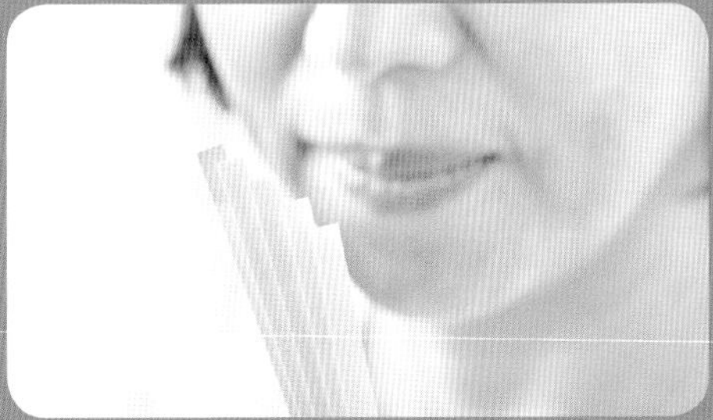

鼻に近づけ、静かに香りを嗅いで、イメージ通りかどうかチェックします。

OK

STEP⑥に進んで
レシピを作成

NG

STEP④に戻って
精油を選択

STEP
7 香りを確認する

STEP⑥で決めた精油の滴数を実際にビーカーに入れてブレンドし、香りを嗅いでみましょう。ビーカーに入れる順番は、ベースノートの精油から。次にミドル・ベース、ミドル、トップ・ミドル、トップの順に入れます。ガラス棒で軽く混ぜ、試香紙につけて香りを嗅ぎます。イメージ通りの香りであれば、ブレンディングが完成。スポイトで吸ってしばらく置き、香りをなじませます。イメージと違っていたらSTEP⑥に戻って、滴数を調整します。

ある精油の香りが強いからといって、ほかの精油の滴数を増やしてその香りを消そうとすると、どんどんバランスがとれなくなります。香りは消し合うものではなく、引き立て合うもの。もし、イメージと違う香りになったら、潔くSTEP⑥に戻って滴数を調整しましょう。

ここが最大の難関！

ここで、最初から「イメージ通りの香りができた！」となる方は、ほとんどいないでしょう。長年精油に触れてきたアロマセラピストでさえ、イメージ通りの香りを作るのは至難の業です。それだけ、精油の香りは奥深く、ほんの少量で香りの印象を変えるということです。

イメージ通りの香りを作るには、練習あるのみ。１本１本の精油の香りを嗅いで確かめながらブレンドを繰り返すことで、だんだんとイメージ通りのブレンディングができるようになってきます。

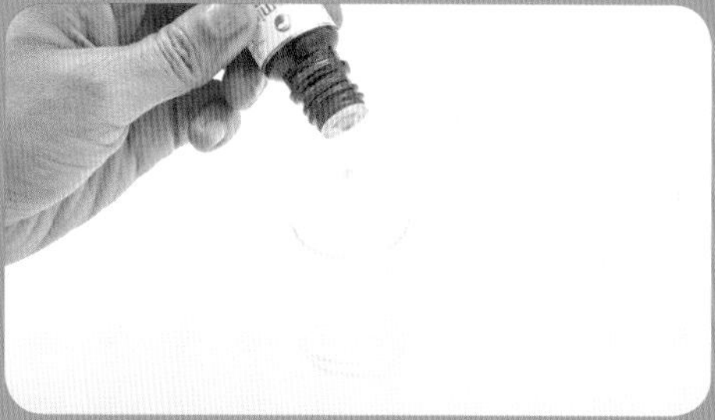

ベースノートの精油から順にビーカーに入れます。試香紙につけて、香りがイメージ通りかどうか確認します。

OK
ブレンディング
完成！

NG
STEP⑥に戻って
滴数を調整

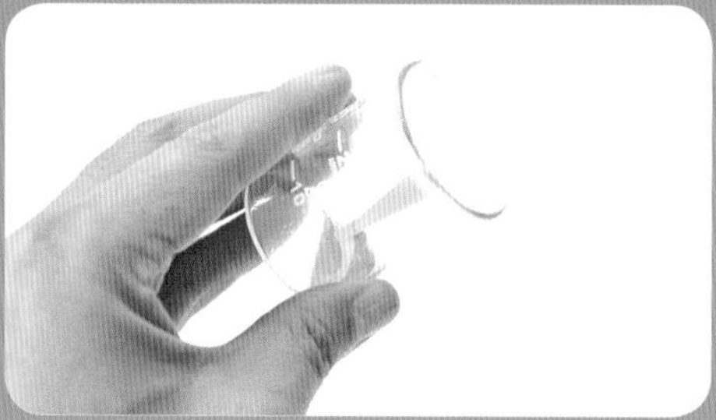

ブレンドが完成したら、スポイトで吸ってしばらく置き、香りをなじませます。ビーカーに入れたままだと空気に触れて酸化するので、スポイトに入れるのがポイントです。

STEP

8 遮光瓶で保管する

イメージ通りのブレンドが完成したら、スポイトから遮光瓶に移して保管します。ブレンドの目的やイメージ、使用した精油の名前などをラベルシールに書いて、遮光瓶に貼っておきましょう。

ブレンドした精油の使い方はChapter.3で詳しく紹介しています。まわりの人たちと香りを楽しみたい場合はディフューザーを使った芳香浴、リラックスしたいときはアロマバス、気分転換したいときはティッシュを使った吸入など、様々な利用方法があります。ライフスタイルや目的に合った方法で、お気に入りの香りを楽しんでください。

ブレンドレシピノートを作りましょう

お気に入りのブレンドができたら、使用した精油と滴数、香りの印象などを忘れないように書き留めておきましょう。次に作るときにそれを見ながら同じ香りを再現することができます。ブレンドするにあたってイメージしたことや、香りの印象なども書いておくと、ほかのブレンドを作るときのヒントにもなります。

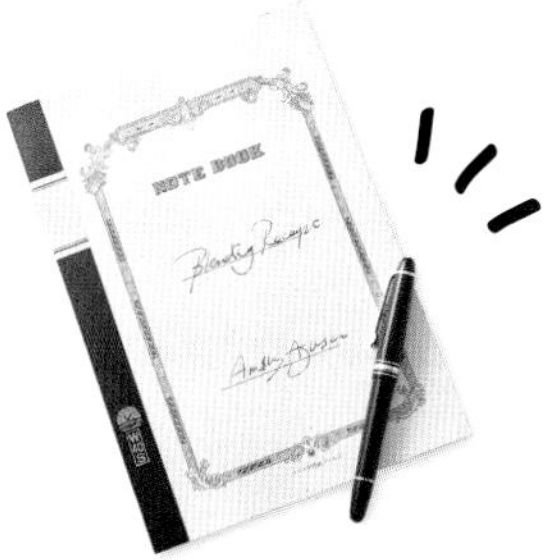

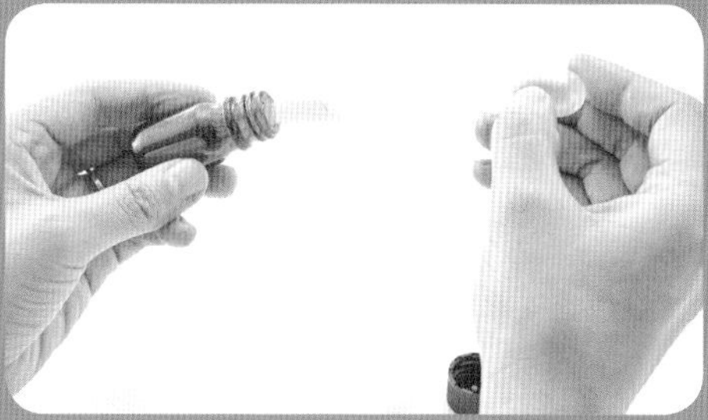

スポイトに入った精油を遮光瓶に移します。ブレンドした精油の保管方法は、23ページを参考にしてください。

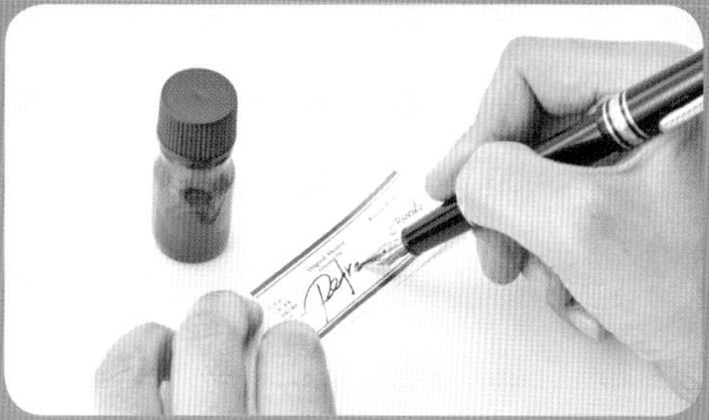

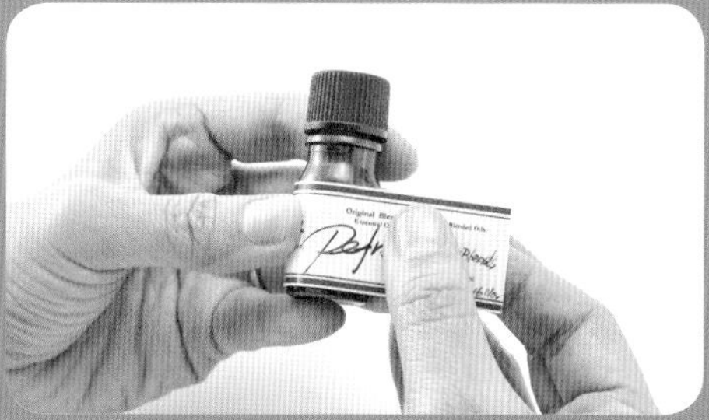

ラベルシールにブレンドの目的やイメージ、使用した精油の名前などを書いて貼ります。

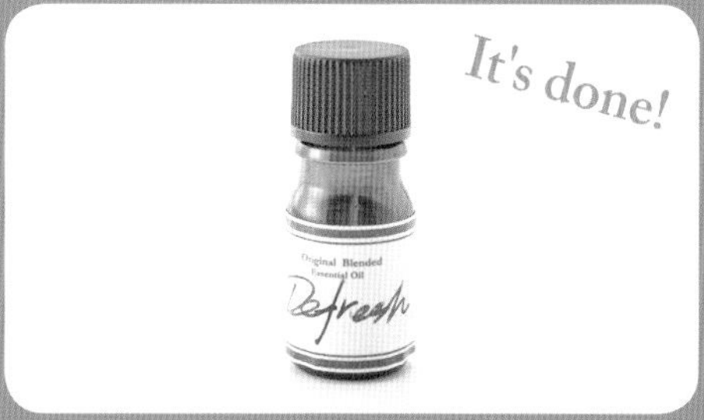

Part.9
化学成分を学ぶ

精油はどのような化学成分を含むかで香り、色、心身への働きが決まります。
化学成分の基礎を学び、精油への理解をさらに深めましょう。

化学成分を知れば 精油の持つ可能性を理解できる

精油に限らず、世の中に存在するものは、原子がつながった分子の形で存在しています。

原子とは
炭素（C）、水素（H）、酸素（O）、窒素（N）など

分子とは
水（H_2O）、酸素（O_2）、二酸化炭素（CO_2）など

精油は、様々な種類の分子が集合して成り立っており、私たちはその分子のことを一般的に化学成分と呼んでいます。その化学成分にはそれぞれ異なる性質があり、何をどの程度含んでいるかによって、精油の個性が決まります。つまり、含まれている化学成分を見れば、精油の香りがある程度イメージでき、どのような働きを持っているかを理解できます。

化学的な分析と感性 精油を理解するには両方とも大切

近年は精油に含まれる化学成分の分析が進み、効能についての化学的根拠もかなり証明されています。それは、精油の効能を広く知ってもらったり、医療の分野などで精油を活用してもらったりするときに大変有効です。

ただ面白いことに、含まれる化学成分がほとんど同じでも、まったく異なる香りがする場合もありますし、ほとんど共通点がないような化学成分の組み合わせでも、驚くほど似た香りがする場合もあります。これは、化学成分が集合して生まれる特別なハーモニー、相乗効果、そして精油の奥深さと言えるでしょう。つまり、精油を理解するには、含有する化学成分の性質を知っておくこと、香りを嗅いで感覚で感じ取ること、その両方が必要となるのです。

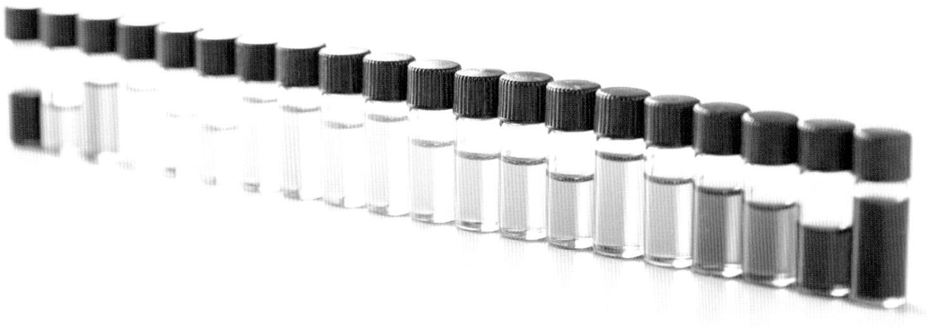

テルペン類 TERPENES Group

●モノテルペン Mono Terpenes

柑橘系の精油に多く含まれ 非常に揮発性が高い

柑橘系の精油の特徴を表す成分。トップノートで非常に揮発性が高く、香りがすぐになくなるため、滴数は多めに入れるとよいでしょう。ただ、皮膚を刺激する成分を含んでいるため、モノテルペンの精油ばかりのブレンドを皮膚に使用するのは避けたほうが安心。香りにも偏りが出ます。

主な成分

アルファピネン *α-Pinene*／ベータピネン *β-Pinene*／リモネン *Limonene*／ミルセン *Myrcene*

モノテルペンを含む主な精油

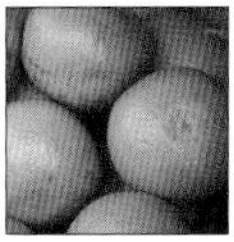
オレンジスウィート

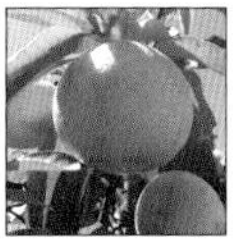
グレープフルーツ

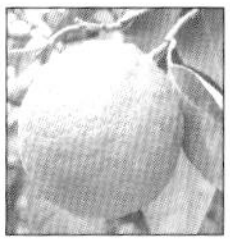
ベルガモット

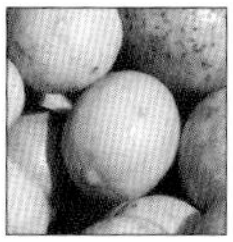
レモン

●セスキテルペン Sesqui Terpenes

効能が豊富で幅広く活躍 少量でも強く香る

モノテルペンに比べると揮発性は低いですが、酸化しやすく香りが変わりやすいという特徴があります。炎症を抑えたり、感染を防ぐなど役立つ効能を豊富に含むため、この成分を持つ精油は有用性が高いと言えます。ただし、少量でも強く香るため、滴数には十分注意が必要です。

主な成分

ベルガモテン *Bergamotene*／カリオフィレン *Caryophyllene*／カマズレン *Chamazulene*／サンタレン *Santalene*

セスキテルペンを含む主な精油

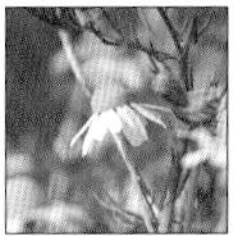
カモミールジャーマン

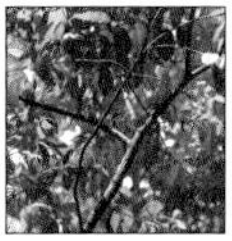
サンダルウッド

アルコール類 ALCOHOL Group

安全性が高く、子供からお年寄りまで安心して使える

精油に含まれている成分の中でも最も安全性が高く、安心して使えます。さらに、抗菌作用や鎮静作用など心身に役立つ作用を多く含んでいます。この成分を多く含む精油を使って何か問題が起きることは極めて少ないため、アロマセラピーでも多用されています。しかし、アルコール類を多く含む精油ばかりを使うと香りに特徴が出ず、何をブレンドしても香りに変化が出ません。また、深く甘い香りの精油が多いため、重い印象になりがちです。ブレンドして香りの奥行きを楽しむなら、意識して違う成分の精油を加えるようにしましょう。

●モノテルペノール Mono Terpenols

主な成分 シトロネロール *Citronellol*／ゲラニオール *Geraniol*／メンソール *Menthol*

●セスキテルペノール Sesqui Terpenols

主な成分 ビサボロール *Bisabolol*／セドロール *Cedrol*

●ジテルペノール Diterpenols

主な成分 マノール *Manool*／スクラレオール *Sclareol*

アルコール類を含む主な精油

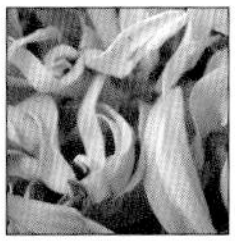
イランイラン

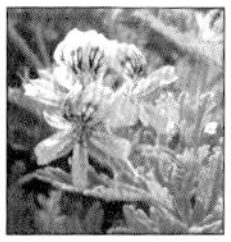
ゼラニウム

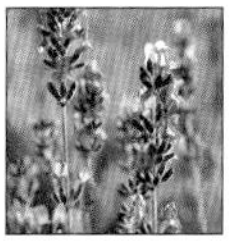
真正ラベンダー

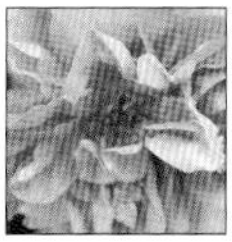
ローズ

ケトン類 KETONS Group

ブレンドしやすい成分だが
使用にはやや注意を

化学成分としてのケトンには、問題なく使用できる無害のケトンと、神経毒性を現す有害のケトンがあります。そのため、名前だけ聞いて拒否する方もいますが、私たちが一般的に使う精油に含まれているのはよいケトンがほとんどで、含有量も少量です。多量に使用するのは避けたほうがいいですが、適量であればブレンドしやすい成分です。

主な成分

カンファー *Camphor* ／カルボン *Carvone* ／クリプトン *Cryptone* ／フェンコン *Fenchone* ／ツヨン *Thujone*

ケトン類を含む主な精油

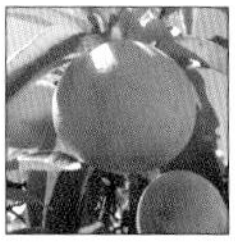

グレープフルーツ

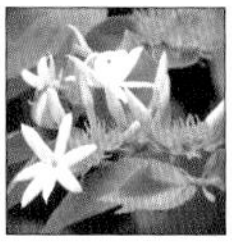

ジャスミン

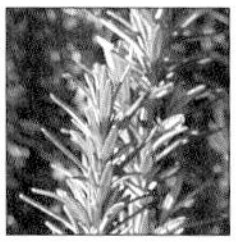

ローズマリーカンファー

アルデヒド類 ALDEHYDES Group

強いレモン調の香り
虫除けには不可欠

レモンに類似した香りがし、虫除けしたいときには不可欠の成分です。心身を元気づける働きがあり、血圧降下作用や抗炎症作用などもあります。ただし、多量に使用すると皮膚を刺激する可能性が高くなります。注意は必要ですが心地よいと感じる量を使用する程度では危険性も低いので、気にしすぎる必要はありません。

主な成分

シトラール *Citral* ／シトロネラール *Citronellal* ／ゲラニアール *Geranial* ／ネラール *Neral*

アルデヒド類を含む主な精油

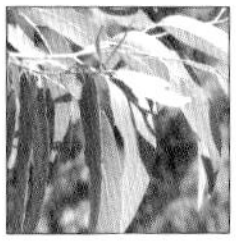

ユーカリプタスシトリオドラ

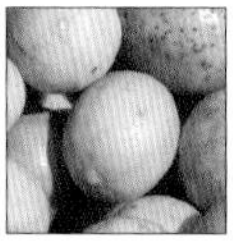

レモン

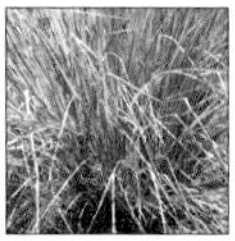

レモングラス

フェノール類 PHENOLS Group

優れた抗菌作用と殺菌作用
少量でも存在感たっぷり

少量で使用しても、その場の雰囲気をさっと変えてしまうような存在感を放ちます。手術器具の消毒に用いられるような成分で、抗菌作用や殺菌作用に優れています。空気の洗浄にもなるので、風邪やインフルエンザ予防にも効果を発揮。心地よさを通り越すくらい多量に使用してしまうと、皮膚刺激をする可能性があるので注意しましょう。

主な成分

カルバクロール *Carvacrol* ／オイゲノール *Eugenol* ／ティモール *Thymol*

フェノール類を含む主な精油

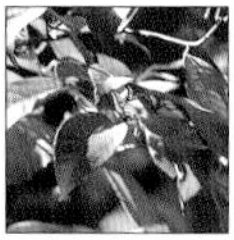

クローブ

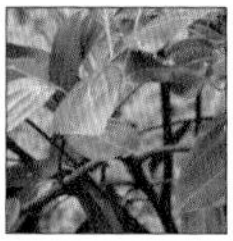

シナモンリーフ

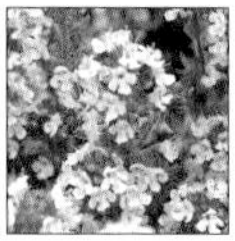

タイム チモール

エステル類 ESTERS Group

リラックス効果が高く
優しく包み込むような香り

アルコール類と匹敵するくらい安全性が高い成分で、優しく包み込むような印象を与えます。リラックス効果が高く、含有量は違いますが、精油のほとんどに含まれています。使いやすい精油が多いですが、エステル類を多く含む精油ばかりのブレンドだと、精油の種類や滴数を変えても似た香りになるため注意しましょう。

主な成分

酢酸ボルニル *Bornyl acetate*／酢酸シトロネリル *Citronellyl acetate*／イソアミルアンゲリカ *Isoamyl angelate*／酢酸リナリル *Linalyl acetate*

エステル類を含む主な精油

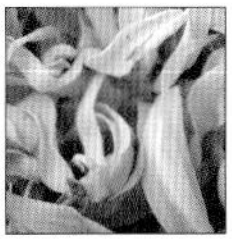
イランイラン

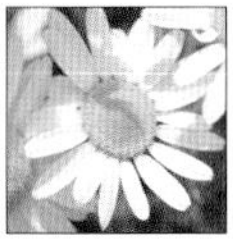
カモミール
ローマン

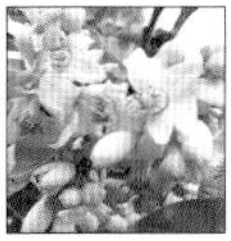
ネロリ

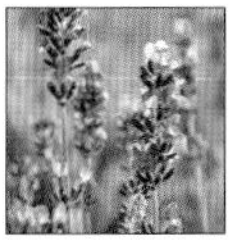
真正ラベンダー

オキサイド類 OXIDES Group

爽快感がありシャープな印象
呼吸器系によい働き

揮発性が高く、嗅いだ瞬間にスーッとするさわやかな香りが鼻に届きます。のどや肺など呼吸器系によいほか、血液やリンパなどの循環をよくする働きも優れています。さわやかな香りですが、多量に使用すると頭痛がする場合があるので注意してください。また、多く入れるとトップの精油の香りを消してしまいます。

主な成分

1.8シネオール *1.8-Cineole*／リナロールオキサイド *Linalol oxide*／スクラレオール オキサイド *Sclareol oxide*

オキサイド類を含む主な精油

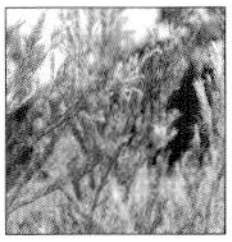
ティートリー

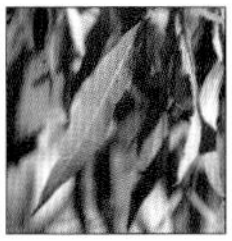
ユーカリプタス

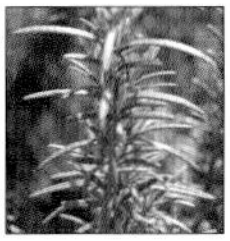
ローズマリー

ラクトン・クマリン類 LACTONES & CUMALINS Group

グリーンでフレッシュな香り
光毒性に注意

グリーンでフレッシュな香りはほかの精油では出せない魅力があります。光毒性※の原因となる成分で、皮膚を刺激する可能性があり、原液のまま塗布すると、水疱ができたり軽度のやけどになったりする場合があります。使用方法を守りながら、ブレンドに活用しましょう。

※紫外線や日光に反応して、皮膚が炎症を起こすもの。

主な成分

ベルガモチン *Bergamottin*／ベルガプテン *Bergapten*／ソラレン *Psoralen*

ラクトン・クマリン類を含む主な精油

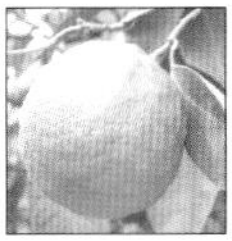
ベルガモット

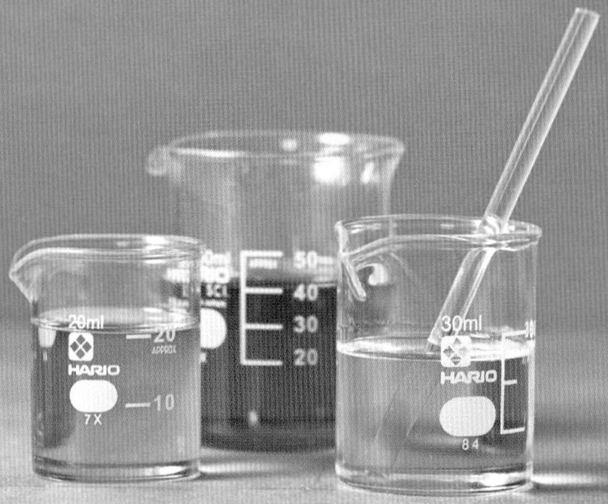

ブレンディングや精油にまつわるQ&A

スクールなどでよくある質問をまとめて紹介します。
ブレンディングは固定観念に縛られず、
香りに対する本能を大切にすることが上達の秘訣です。

Q1

たくさんの精油を買うことができません。何から揃えればいいですか？

A 精油を購入する順番は20ページで述べていますが、一番大切なのは「自分が好きな香り」を揃えていくことです。精油は部屋を飾る置物でもなければ、眺めて楽しむコレクションでもありません。すぐに使わない精油を購入して、いつの間にか消費期限になってしまってはもったいないだけです。「香りを楽しむ」、その感覚に正直になることが、ブレンディングを楽しむうえでもアロマセラピーを活用するうえでも基本であると覚えておきましょう。

Q2

ブレンディングには、何本精油を揃えるべきですか？

A 20ページを参考にしながら、まずは10本揃えることを目標にしましょう。トップからベースノートの精油を各2種類ずつ揃えれば、かなりの組み合わせが楽しめます。コツをつかんだら、さらに10本買い足して20本を目指すとよいでしょう。プロフェッショナルを目指すのでなければ、20本あれば十分ブレンディングを楽しめます。ときには、持っている精油全部を並べて、よく使う精油は何か、あまり使わない精油は何か、その原因は何かを確認するとよいでしょう。

Q3

ベースノートの精油にあまり好きな香りがありません。ブレンドのためには揃えたほうがいいのでしょうか？

A ベースノートは、ブレンドするうえで香りのバランスの土台となり、持続性を支える重要なポジションです。もし、単体で好きな香りがなければ、ブレンドして好きになるパートナーの精油を探してはいかがでしょうか。料理でも、その食材そのものの味は好きでなくても、何かと一緒に食べたり、調味料をかけたりすると好きになることがあります。それと同じ発想です。「ベースノートが嫌い=使わない」でなく、ほかの可能性を探ってみましょう。

Q4

同じ滴数でブレンドしたのに、精油のブランドを変えたら香りが違うようです。何が原因ですか？

A 精油は、ブランドによって買いつけしている地域や会社、栽培方法、管理方法、そして栽培している農家が違います。そのため、精油の名称が一緒だから品質も同じとは言えませんし、香りにも違いが生じます。それがブレンドにも影響します。同じレシピで料理を作っても、食材そのものの味が違えば、仕上がりの味が違うのと同じです。可能であれば、精油は同じ品質で管理されていると想定できる同じブランドで揃えることをおすすめします。

Q5 精油は量をたくさん使うほど、働きは強まるのですか？

A いいえ、精油の働きは量に比例しません。アロマセラピーにおける精油の働きは、その品質と使用方法が大きく影響するとされています。本書のChapter.3では、使用にあたっての適量を明記していますが、それを超えて多量に使うとネガティブな反応が出たり不快に感じたり、さらには皮膚刺激などが生じることがあります。「たくさん使えばそのぶん効く」といったイメージはなくし、自分が「心地よく」感じる滴数を超えないように気をつけてください。

Q6 精油をブレンドしても、それぞれの化学成分は変化しないのですか？

A 精油をブレンドすると、その時点で化学成分同士が融合していきますから、単体（シングル）の精油に含まれている化学成分がすべてそのまま働くとは言いきれません。ただ、ブレンドしたときに心地よい香りになっていれば、それは精油同士の融合とシナジーがよい結果を生み出したと言えます。そして、化学成分も相乗効果となっていると考えられます。香りを嗅いだときに心地よいと感じるか、不快と感じるか、その判断がブレンディングには何よりも重要です。

Q7 いつも同じ精油ばかりを使ってしまいます。使用する精油の幅を広げるには、どうすればよいですか？

A それはブレンドを失敗したくないと思った結果ですから悪いことではありません。ただ、料理にたとえるなら、メニューのレパートリーがごく限られてしまっているということ。もし作れるメニューの数、つまりブレンドの幅を広げたいなら、文献などに書いてある効能などの文字による情報をすべて忘れ、香りを嗅いだときの感覚だけで精油を選んでみることです。先入観を捨てることが香りの感受性を高め、使用する精油の幅を増やすことにつながります。

Q8 完成したブレンドがイメージと違います。どのように修正していけばよいですか？

A 一度ブレンドした精油に何かを混ぜて「変える」のは、大変難しく、高度なスキルが必要です。料理にたとえるなら、一度塩辛くなったものに、砂糖をいくら足しても薄味に戻らないのと同じです。まずは、なんとなくブレンドするのではなく、最初に仕上がりをイメージし、それに基づいて精油を選ぶことです。もし、イメージ通りのブレンドにならなかったら、潔く作り直しましょう。これを繰り返すことで、確実にブレンディングの技術は上達します。

Q9 ブレンドがうまくなる練習法はありますか？

A Ｑ７でも答えていますが、まずは「○○によい」「○○作用がある」など、文字による情報に頼りすぎないことです。13ページで述べているように、精油１本１本の香りを嗅いで、その特徴を感覚で感じ取り、個性を見極めるようになること。この基本的な嗅ぎ分けの練習が、イメージ通りのブレンドを作る練習となり、香りに対する感受性を養うことにつながります。結果的にそれが、ブレンドがうまくなる近道になります。文字による学習はあとからでも遅くありません。

Q10 古くなってしまった精油は、どのように処分すればよいでしょうか？

A 使用期限がすぎた精油は、アロマセラピーマッサージやアロマバス、湿布、香水など体に触れる用途では利用できません。芳香浴や吸入などでもアロマセラピーとしての効果は期待できません。ただ、香りはしますから、84ページを参考に掃除や消臭などのハウスキーピングに使用するとよいでしょう。もし、処分する場合は、キッチンペーパーなどに精油を染み込ませてゴミとして捨て、瓶やふたなどは、各自治体のゴミの出し方にしたがってください。

column

農家旅行記　オーストラリア編

アボリジニに愛されたティートリー

Tea tree in Australia

オーストラリアは、私がフォーミュレーターを務める「ジャスミンアロマティーク」の本拠地。
私にとって第2の故郷とも言えるこの地で
収穫される代表的な植物が、ティートリーです。

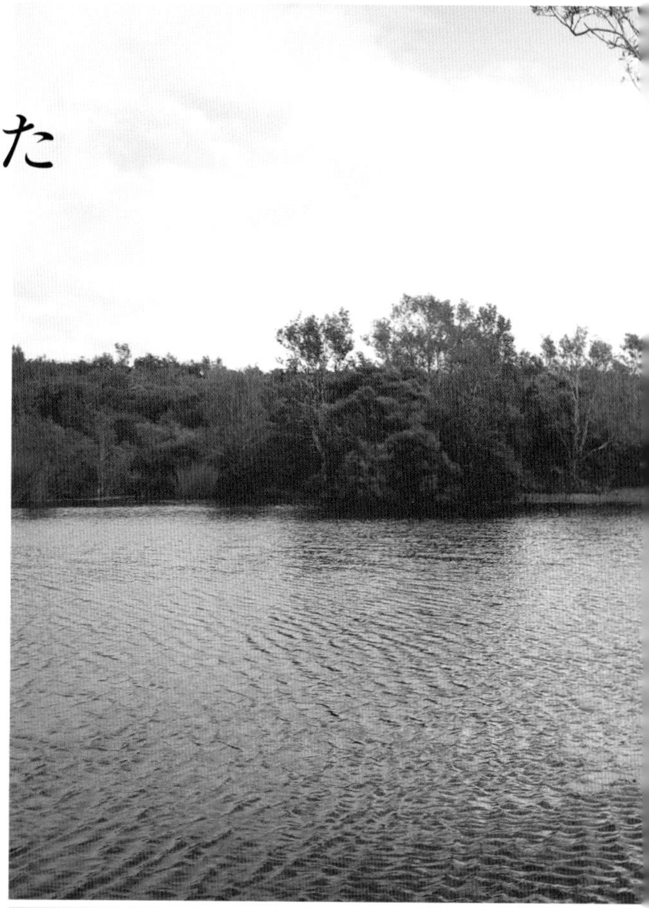

１年で私の身長以上に伸びる、生命力あふれる植物

　はじめてオーストラリアのティートリー畑を訪れたとき、私はその広大な敷地にまず驚きました。それまでも様々な農家を訪れていたのですが、それらとは比較にならない面積です。私にとって植物を収穫することは、精油をブレンドするのと同じくらい好きなことなのですが、そんな私でさえ、作業の大変さを考えると苦痛に思えたほどです。さらに、ティートリーは1年で私の身長（約155cm）以上伸びることから、頻繁に収穫する必要があります。また、葉からは想像以上に強い香りがしたことにも驚きました。私は、今まで見てきたどの芳香植物よりも生命力に満ちたティートリーに圧倒されました。

ティートリーに囲まれた紅茶色の湖が語源

　ティートリーは英語で「Tea tree」。直訳すれば「お茶の木」となりますが、もちろん日本茶の木でも紅茶の木でもありません。なぜその名がつけられたかは、ティートリーが発見された場所に由来します。その

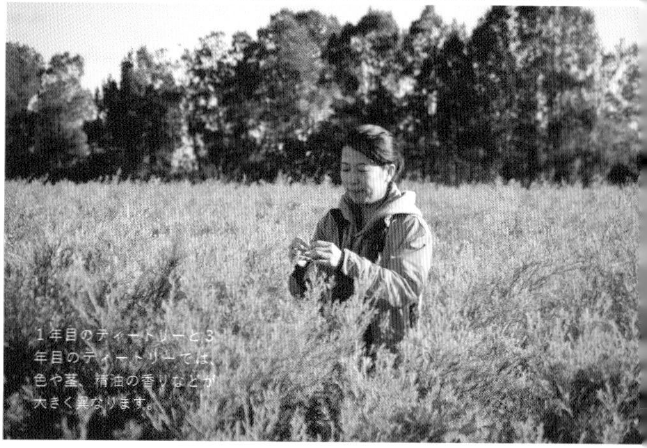

１年目のティートリーと３年目のティートリーでは、色や茎、精油の香りなどが大きく異なります。

場所は今でも大切に保護されており、ティートリーに囲まれるように湖があります。ティートリーの成分が浸出しているその湖の色が濃い紅茶色をしていたことから、そのまわりに生えている木が、「ティートリー」と名づけられたそうです。以前、私もそのティートリーレイクに案内してもらったのですが、人影がなく、美しく、ひっそりした佇まいに神秘的なものを感じ、とても感動したことを覚えています。

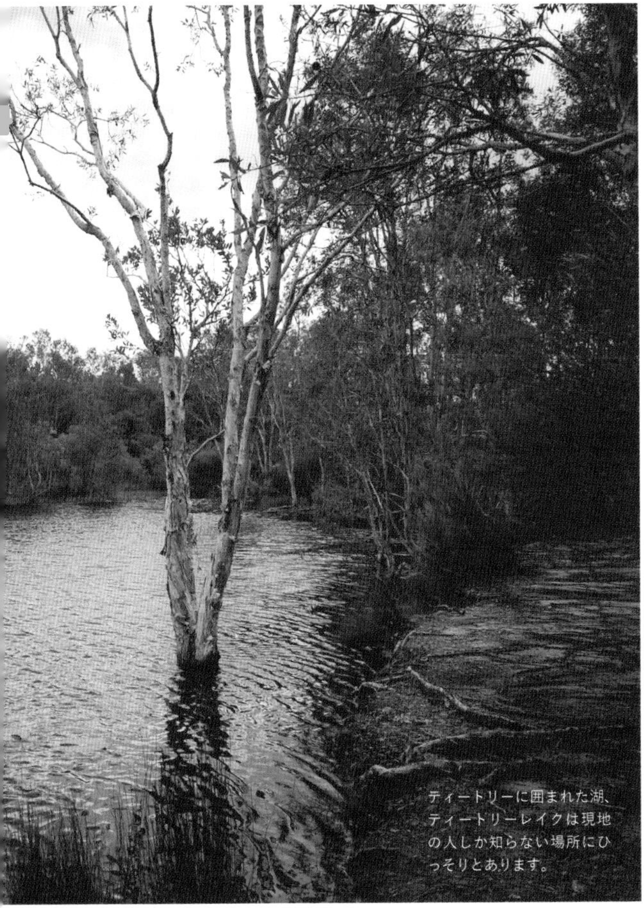
ティートリーに囲まれた湖、ティートリーレイクは現地の人しか知らない場所にひっそりとあります。

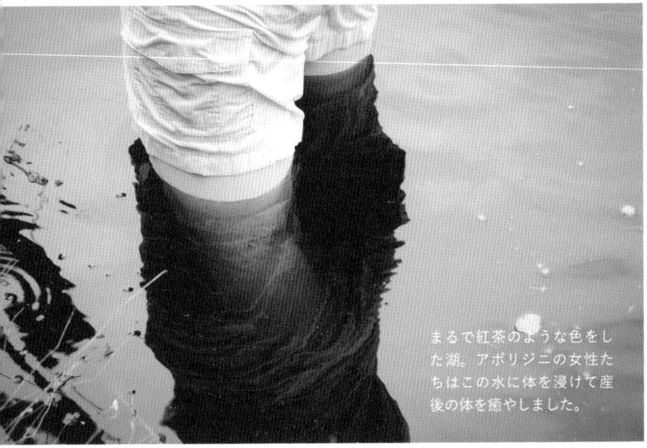
まるで紅茶のような色をした湖。アボリジニの女性たちはこの水に体を浸けて産後の体を癒やしました。

栽培方法や管理体制で異なる色、感触、香り

　私の会社では、オーガニックの精油を輸入し販売していますが、もちろんオーストラリア産のティートリーがすべてオーガニックなわけではありません。私ははじめて訪れたオーストラリアで、栽培方法や管理体制によってティートリー自体の色、感触、香りが違うことを、身をもって感じることができました。植物そのものや、そこから抽出される精油を見極めるうえで、このときの経験が大きな糧となり、今でも私の植物や精油に対する考えのベースとなっています。そして、オーストラリアではティートリーは身近な存在であり、ときには薬となって役立っていることにも驚きました。

産前産後に役立てたアボリジニの女性たち

　今日では、ティートリーの精油は抗真菌作用などに優れた精油として広く知られていますが、ティートリーの薬効性の高さに気づいて使用し始めたのは、オーストラリアの先住民であるアボリジニです。アボリジニの女性たちは、産前産後や婦人科系の疾患がある際、先に述べた、ティートリーの成分を含有している茶色の湖に入ってケアしていたと言われており、古くから女性を助けてきた植物と伝えられています。そして、この湖の茶色の水は、自然に海へと流れ出し、海水と融合してまた自然へ戻っていきます。私に自然の摂理を教えてくれたその様子は鮮明に、今でも目に焼きついています。

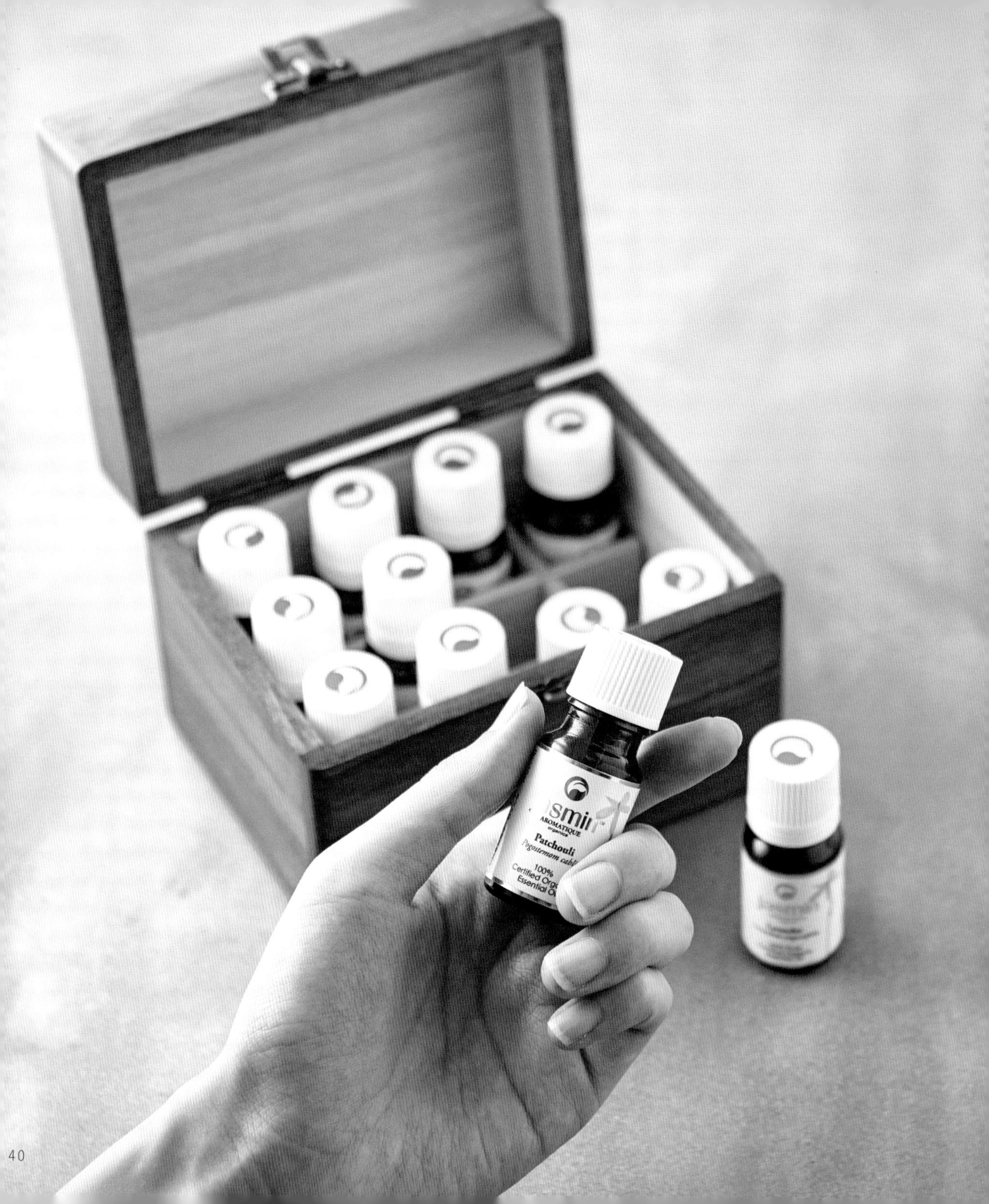
AROMATIQUE
Patchouli
100%

Chapter.2

精油のプロフィール

Essential oils profile

ブレンドした香りをイメージするためには
精油の原料となる植物そのものを知ることが大切です。
精油は香りが違うだけでなく、
含まれている成分や心身への働きかけも異なります。
その個性と向き合うことで、ブレンドのイメージが広がり、
アロマセラピーの楽しみもいっそう増すことでしょう。
そして、できれば実際に植物に触れる機会を持つことをおすすめします。
その経験は、きっとあなたに新たなブレンドの
インスピレーションを与えてくれるはずです。

精油プロフィールの見方

各精油の個性を知るための写真やデータ、活用するポイントなどを紹介しています。

❶ 植物写真

精油が抽出される植物の写真や、その植物が栽培されている畑の写真で、そのほとんどが世界中の農家をまわって著者本人が撮影したものです。

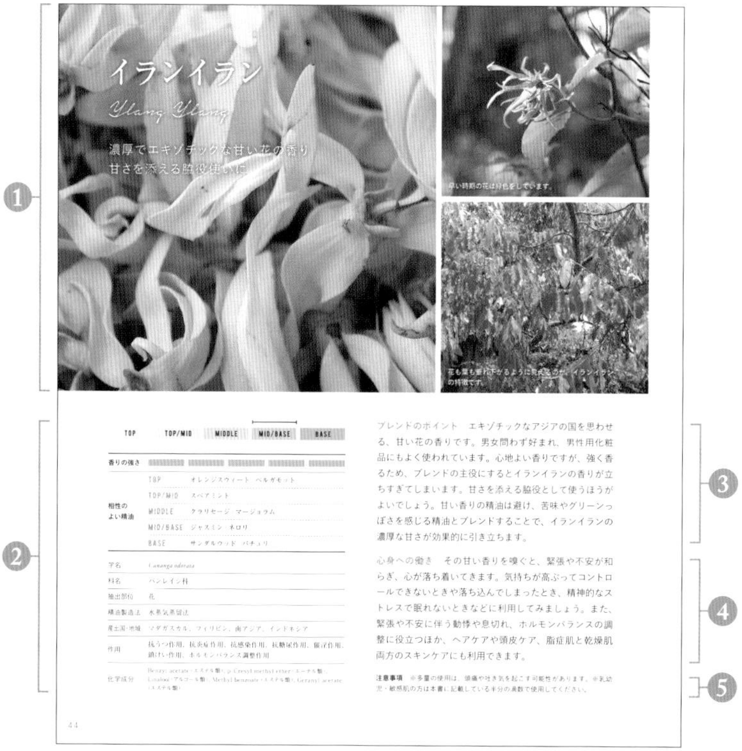

香りの強さ		
相性のよい精油	TOP	オレンジスウィート　ベルガモット
	TOP/MID	スペアミント
	MIDDLE	クラリセージ　マージョラム
	MID/BASE	ジャスミン　ネロリ
	BASE	サンダルウッド　パチュリ
学名	*Cananga odorata*	
科名	バンレイシ科	
抽出部位	花	
精油製造法	水蒸気蒸留法	
産出国・地域	マダガスカル、フィリピン、南アジア、インドネシア	
作用	抗うつ作用、抗炎症作用、抗感染作用、抗糖尿作用、催淫作用、鎮けい作用、ホルモンバランス調整作用	
化学成分	Benzyl acetate（エステル類）、p-Cresyl methyl ether（エーテル類）、Linalool（アルコール類）、Methyl benzoate（エステル類）、Geranyl acetate（エステル類）	

ブレンドのポイント　エキゾチックなアジアの国を思わせる、甘い花の香りです。男女問わず好まれ、男性用化粧品にもよく使われています。心地よい香りですが、強く香るため、ブレンドの主役にするとイランイランの香りが立ちすぎてしまいます。甘さを添える脇役として使うほうがよいでしょう。甘い香りの精油は避け、苦味やグリーンっぽさを感じる精油とブレンドすることで、イランイランの濃厚な甘さが効果的に引き立ちます。

心身への働き　その甘い香りを嗅ぐと、緊張や不安が和らぎ、心が落ち着いてきます。気持ちが高ぶってコントロールできないときや落ち込んでしまったとき、精神的なストレスで眠れないときなどに利用してみましょう。また、緊張や不安に伴う動悸や息切れ、ホルモンバランスの調整に役立つほか、ヘアケアや頭皮ケア、脂症肌と乾燥肌両方のスキンケアにも利用できます。

注意事項　※多量の使用は、頭痛や吐き気を起こす可能性があります。※乳幼児・敏感肌の方は本書に記載している半分の滴数で使用してください。

44

❷ データ

ノート
何のノートなのかひと目でわかるように、あてはまるノートの上に線を引いて示しています。

香りの強さ
香りの強さの目安を5段階で表記しています。ブレンドの滴数を決めるときの参考にしてください。

相性のよい精油
ノート別に相性のよい精油を紹介しています。ブレンドする精油を選ぶときの参考にしてください。

学名
世界共通で使われている学術上の名称です。精油を購入する際は、この学名が瓶やパッケージに入っているものを選びましょう。この学名を覚えておくと、海外で購入するときも便利です。

科名
植物の分類です。

抽出部位
精油が抽出される植物の部位です。

精油製造法
植物から精油が抽出されるときに用いられる方法です。
精油製造法については138 ～ 140ページで詳しく説明しています。

産出国・地域
精油が産出される代表的な国や地域です。

作用
精油が持っている主な作用です。

化学成分
精油に含まれている主な化学成分です。
化学成分については32 ～ 35ページで詳しく説明しています。

❸ ブレンドのポイント

ブレンドするときにどのような精油とブレンドすればよいか、何に注意すればよいかなど、ポイントを説明しています。

❹ 心身への働き

精油が心身にどのように働きかけるかを説明しています。

❺ 注意事項

精油を使用する際に注意するべきことを説明しています。購入する前や使用する前に、かならず確認してください。

作用の説明

44～73ページで紹介している精油が持つ主な作用について説明します。

引赤作用
血流の量を増やして
体を温める作用

うっ滞除去作用
血流が静脈内などでうっ滞
した状態を除去する作用

強肝作用
肝臓の働きを強化する作用

強壮作用
様々な体の機能を高める作用

去たん作用
気管支内のたん排出を
促す作用

空気浄化作用
空気を浄化する作用

血圧降下作用
血圧を下げる作用

血圧上昇作用
血圧を上げる作用

血液浄化作用
血液を浄化する作用

月経調整作用
月経のサイクルを整える作用

血糖値低下作用
血糖値を下げる作用

解熱作用
発熱を和らげる作用

健胃作用
胃の不調を改善し
健やかにする作用

抗アレルギー作用
アレルギーの症状を
軽減する作用

抗ウイルス作用
ウイルスの反繁を抑える作用

抗うつ作用
憂うつな気分を軽減し
気持ちを明るくする作用

抗炎症作用
炎症を鎮める作用

抗カタル作用
鼻水など粘液の
過剰分泌を抑える作用

抗感染作用
体内に発症した
感染症と闘う作用

抗菌作用
細菌の繁殖を軽減する作用

抗真菌作用
真菌の繁殖を軽減する作用

抗神経痛作用
神経痛の症状を軽減する作用

抗糖尿作用
尿の糖分を抑える作用

抗リウマチ作用
リウマチの症状を
軽減する作用

催淫作用
性欲を強める作用

殺菌作用
細菌を殺す作用

殺虫作用
有害な虫を殺す作用

子宮強壮作用
子宮の働きを強くする作用

刺激作用
心身のエネルギーを
増進する作用

止血作用
出血を止める作用

充血除去作用
充血を除去する作用

収れん作用
組織を引き締めて
結束させる作用

循環促進作用
血液やリンパなどの
循環をよくする作用

消化促進作用
消化を促す作用

静脈強壮作用
静脈を強くする作用

食欲増進作用
食欲をアップさせる作用

神経強壮作用
神経を強くする作用

神経バランス調整作用
神経のバランスを整える作用

性的強壮作用
性的な機能を高める作用

胆汁分泌促進作用
胆汁の分泌を促す作用

鎮けい作用
けいれんを鎮める作用

鎮静作用
興奮を鎮める作用

鎮痛作用
痛みを鎮める作用

デオドラント作用
不快な臭いを抑える作用

バランス作用
様々な心身のバランスを
整える作用

はんこん形成作用
はんこん組織を作り
傷の治りを促す作用

母乳抑制作用
母乳の出すぎを抑える作用

ホルモンバランス調整作用
ホルモンのバランスを
整える作用

虫除け作用
虫が近づかないようにする
作用

免疫強壮作用
免疫の働きを強化する作用

利尿作用
尿の量を増やす作用

リンパうっ滞除去作用
リンパが停滞した状態を
除去する作用

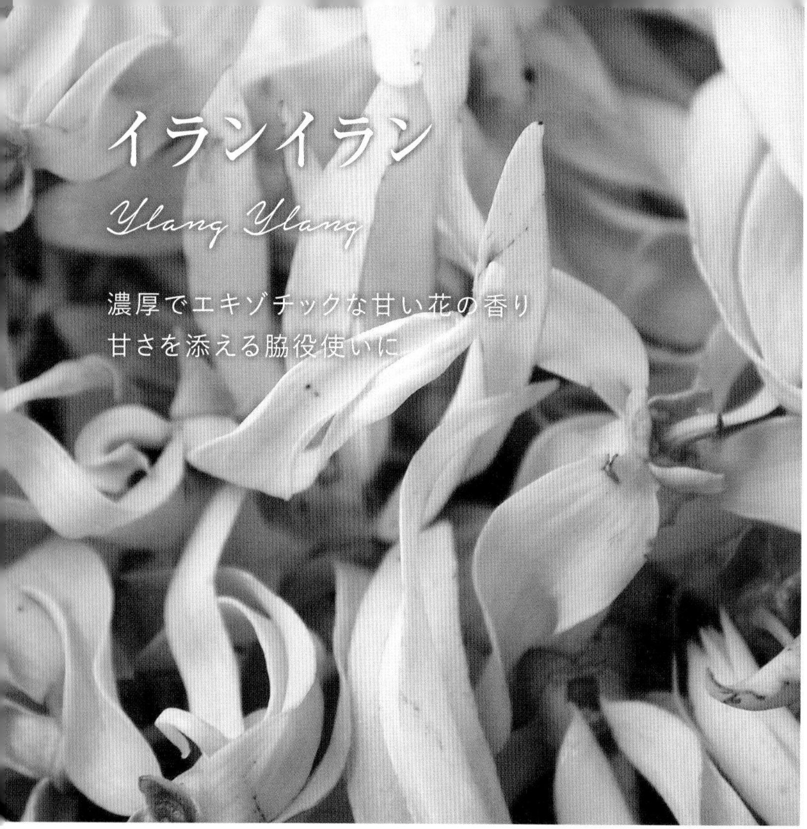

イランイラン

Ylang Ylang

濃厚でエキゾチックな甘い花の香り
甘さを添える脇役使いに

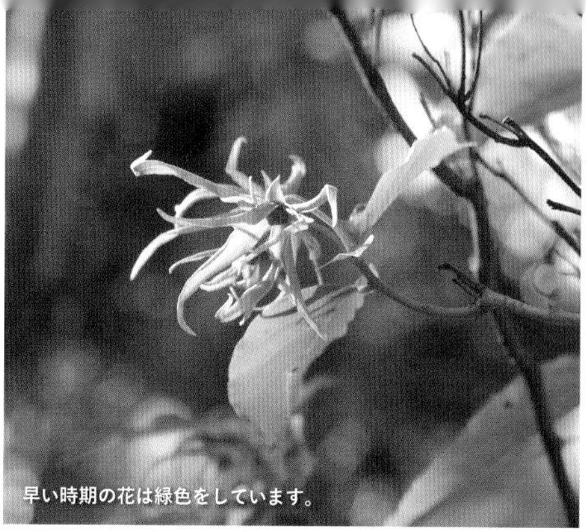

早い時期の花は緑色をしています。

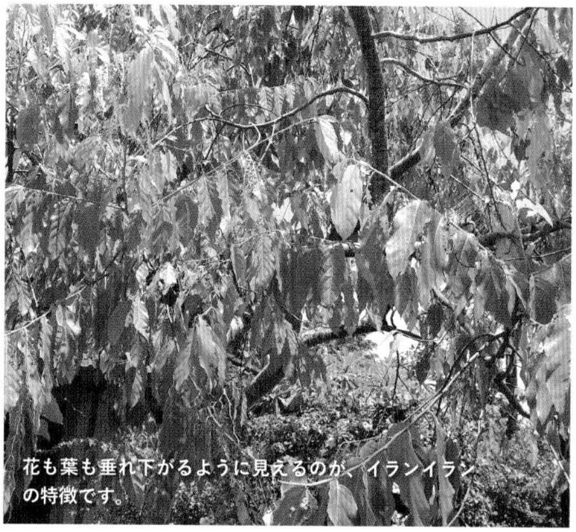

花も葉も垂れ下がるように見えるのが、イランイランの特徴です。

TOP	TOP/MID	MIDDLE	MID/BASE	BASE

香りの強さ		
相性のよい精油	TOP	オレンジスウィート/ベルガモット
	TOP/MID	スペアミント
	MIDDLE	クラリセージ/マージョラム
	MID/BASE	ジャスミン/ネロリ
	BASE	サンダルウッド/パチュリ

学名	*Cananga odorata*
科名	バンレイシ科
抽出部位	花
精油製造法	水蒸気蒸留法
産出国・地域	マダガスカル、フィリピン、南アジア、インドネシア
作用	抗うつ作用、抗炎症作用、抗感染作用、抗糖尿作用、催淫作用、鎮けい作用、ホルモンバランス調整作用
化学成分	Benzyl acetate(エステル類)、p-Cresyl methyl ether(エーテル類)、Linalool(アルコール類)、Methyl benzoate(エステル類)、Geranyl acetate(エステル類)

ブレンドのポイント　エキゾチックなアジアの国を思わせる、甘い花の香りです。男女問わず好まれ、男性用化粧品にもよく使われています。心地よい香りですが、強く香るため、ブレンドの主役にするとイランイランの香りが立ちすぎてしまいます。甘さを添える脇役として使うほうがよいでしょう。甘い香りの精油は避け、苦味やグリーンっぽさを感じる精油とブレンドすることで、イランイランの濃厚な甘さが効果的に引き立ちます。

心身への働き　その甘い香りを嗅ぐと、緊張や不安が和らぎ、心が落ち着いてきます。気持ちが高ぶってコントロールできないときや落ち込んでしまったとき、精神的なストレスで眠れないときなどに利用してみましょう。また、緊張や不安に伴う動悸や息切れ、ホルモンバランスの調整に役立つほか、ヘアケアや頭皮ケア、脂症肌と乾燥肌両方のスキンケアにも利用できます。

注意事項　※多量の使用は、頭痛や吐き気を起こす可能性があります。※乳幼児・敏感肌の方は本書に記載している半分の滴数で使用してください。

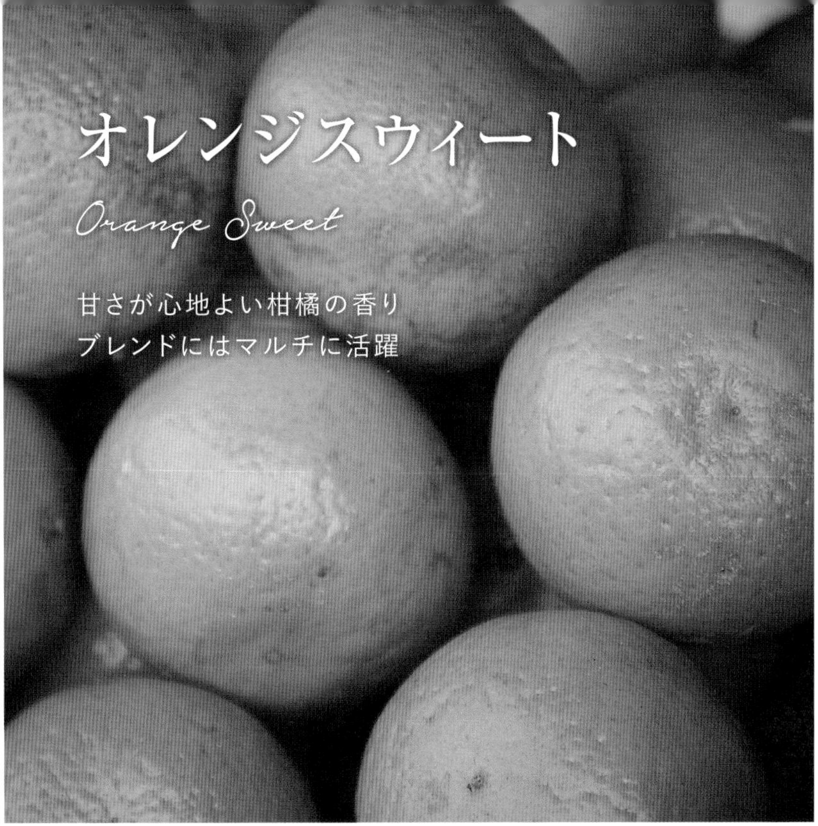

オレンジスウィート

Orange Sweet

甘さが心地よい柑橘の香り
ブレンドにはマルチに活躍

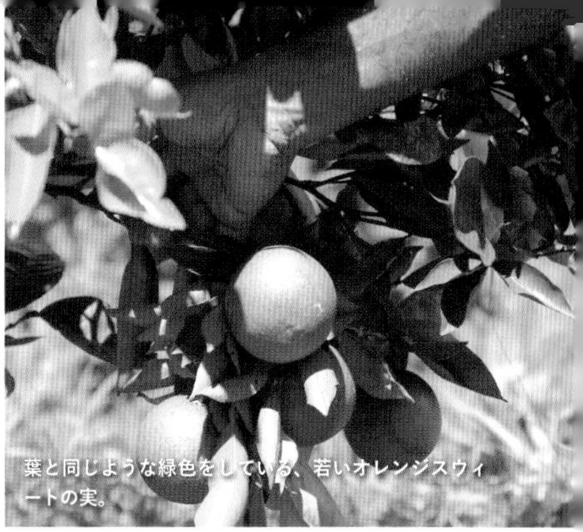

葉と同じような緑色をしている、若いオレンジスウィートの実。

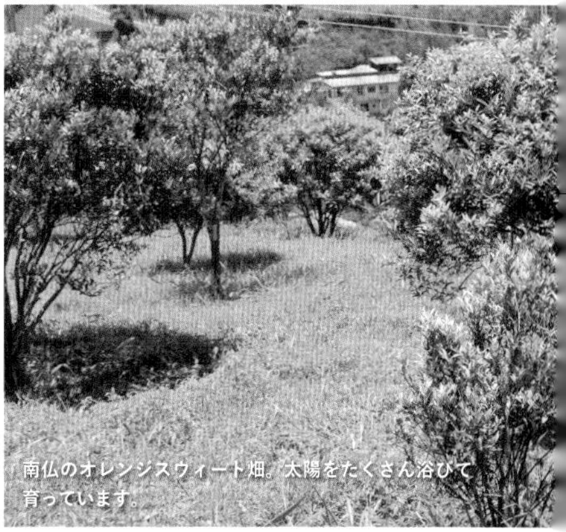

南仏のオレンジスウィート畑。太陽をたくさん浴びて育っています。

TOP	TOP/MID	MIDDLE	MID/BASE	BASE

香りの強さ		
相性のよい精油	TOP	サイプレス／ベルガモット／レモン
	TOP/MID	サイプレス／スペアミント／ユーカリプタスラディアータ／ローズマリー
	MIDDLE	カモミールローマン／サイプレス／ペティグレン／マージョラム／真正ラベンダー
	MID/BASE	イランイラン／サイプレス／ネロリ／ローズ
	BASE	サンダルウッド

学名	*Citrus sinensis*
科名	ミカン科
抽出部位	果皮
精油製造法	圧搾法
産出国・地域	スペイン、イタリア、イスラエル、フロリダ、コスタリカ、カリフォルニア、ブラジル
作用	抗感染作用、循環促進作用、消化促進作用、胆汁分泌促進作用、鎮けい作用、鎮静作用、バランス作用
化学成分	Limonene（モノテルペン類）、β-Myrcene（モノテルペン類）、β-Bisabolene（モノテルペン類）、α-Pinene（モノテルペン類）、Sabinene（モノテルペン類）

ブレンドのポイント　柑橘系の中でも、甘さを強く感じる精油です。日本人にはとくに人気が高く、老若男女に好まれます。ブレンドにもマルチに活躍する精油で、合わない精油はないと言っても過言ではないほど。グリーンな香り、スーッとするクリアな香りと合わせると、その柑橘の甘さが引き立ちます。柑橘系の香りを加えたいとき、甘さを出すならオレンジスウィート、苦味を出すならグレープフルーツと覚えておくとよいでしょう。

心身への働き　なじみ深いフルーティな香りが気持ちをリフレッシュさせてくれるため、仕事や勉強の効率を高めたいときなどに活躍します。反対に肩の力を抜いて一息つきたいときにも適しており、神経の興奮を鎮め、心身のリラックスをサポートします。睡眠の質を高める働きも期待できるでしょう。消化器系のトラブルによく、消化不良、食欲不振、過敏性腸症候群などの症状を和らげて、胃の調子を整えます。

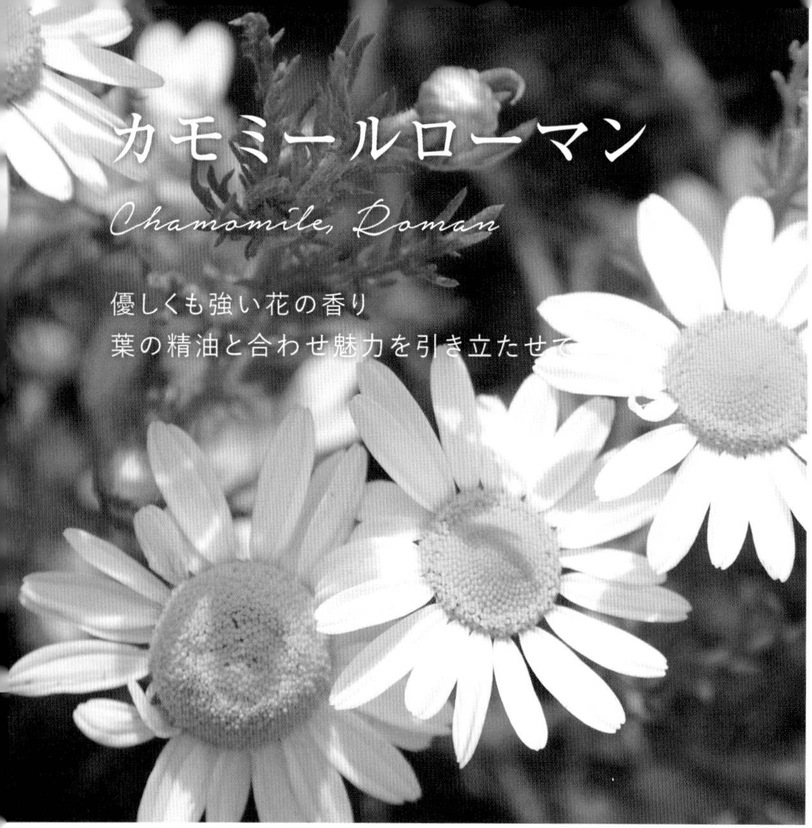

カモミールローマン

Chamomile, Roman

優しくも強い花の香り
葉の精油と合わせ魅力を引き立たせて

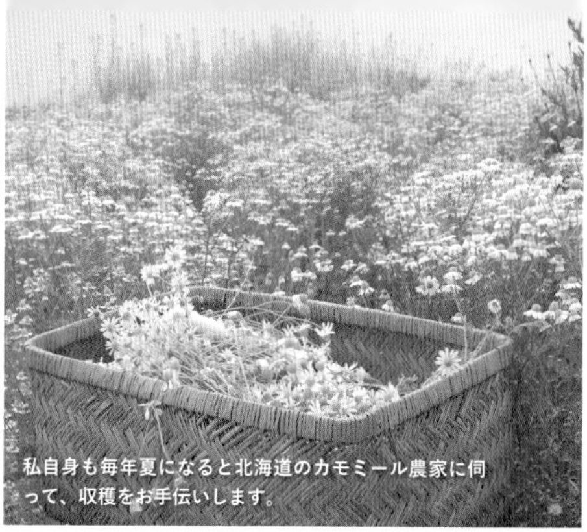

私自身も毎年夏になると北海道のカモミール農家に伺って、収穫をお手伝いします。

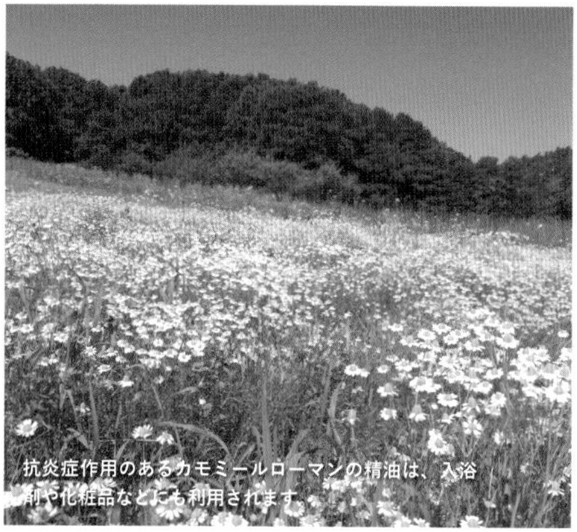

抗炎症作用のあるカモミールローマンの精油は、入浴剤や化粧品などにも利用されます。

TOP	TOP/MID	MIDDLE	MID/BASE	BASE

香りの強さ		
相性のよい精油	TOP	サイプレス/オレンジスウィート/マンダリン
	TOP/MID	サイプレス/シナモンリーフ/スペアミント
	MIDDLE	サイプレス/クラリセージ/マージョラム/真正ラベンダー
	MID/BASE	サイプレス
	BASE	サンダルウッド/パチュリ

学名	*Chamaemelum nobile*
科名	キク科
抽出部位	花
精油製造法	水蒸気蒸留法
産出国・地域	南ヨーロッパ、北アメリカ、ヨーロッパ中心部
作用	抗アレルギー作用、抗炎症作用、抗感染作用、抗神経痛作用、消化促進作用、鎮けい作用、鎮静作用
化学成分	Isobutyl angelate（エステル類）、Butyl angelate（エステル類）、3-Methylpentyl angelate（エステル類）、Isoamyl angelate（エステル類）、Camphene（モノテルペン類）

ブレンドのポイント　女性に優しい精油で、芳醇な花の香りです。カモミールにはジャーマン種もありますが、ブレンドでは甘さが強いローマン種が幅広く使えます。作用は穏やかですが香りがとても強いので、ほかの香りを消してしまわないよう、滴数は慎重に。葉から抽出される精油との相性がよいので、かわいらしいカモミールの花を引き立たせる緑を選ぶイメージでブレンドしてみましょう。

心身への働き　緊張やストレス、欲求不満などを和らげて、気持ちを楽にしてくれます。子供にも安心して使えるため、もしかんしゃくを起こしたり寝つけなかったりするなら、まずは芳香浴で利用してみるとよいでしょう。ストレスによる不眠、胃腸のトラブル、便秘、頭痛などを緩和したいときにもおすすめです。炎症を鎮めたり、むくみを軽減したりする働きがあることから、美容に役立つ精油としても人気があります。

注意事項　※アトピー性皮膚炎の方、敏感肌の方は、かならずパッチテスト（87ページ参照）を行ってください。

Column

2種類のカモミール

自然療法でよく利用されるカモミールジャーマンとカモミールローマン。
どちらもよく似た白い可憐な花ですが、それぞれに個性があり、利用方法も異なります。

同じ白の花も、畑で見比べると姿形に大きな違い

カモミールには左ページで紹介しているカモミールローマン（*Chamaemelum nobile*）とカモミールジャーマン（*Matricaria chamomile*）があり、どちらからも精油が抽出され、メディカルハーブの分野でも幅広く利用されます。ともにフランス、ブルガリア、クロアチアなどヨーロッパが主な産地で、多くの農家がラベンダーと隣り合わせの畑で栽培しています。6月はカモミールの収穫期、7月はラベンダーの収穫期を迎えるため、農家の人々は大変忙しい日々を送ります。2種類のカモミールは白く可憐なよく似た花を咲かせますが、畑で見比べると違いがよくわかります。ローマン種は茎が太くて強く、葉はかため、花びらは花心から水平に広がっています。ジャーマン種は茎が細くて全体的にやわらかく、花びらは花心から垂れ下がってバドミントンの羽根のようです。

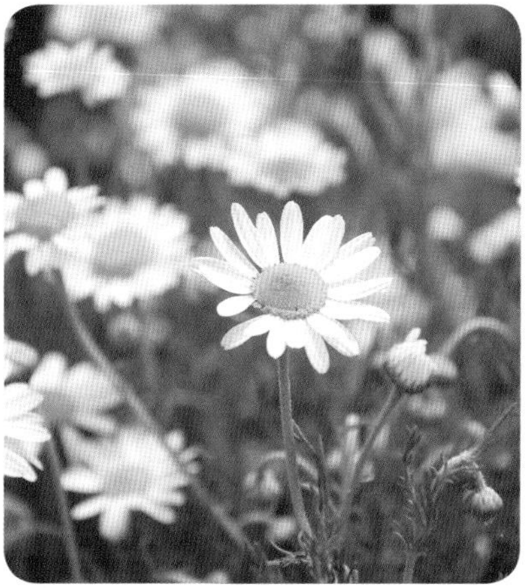

カモミールローマン 花びらが水平に開いているのが特徴。ジャーマン種に比べ、花は大ぶりです。

ジャーマン種はリラックスハーブティーとして人気

抽出された精油は、ローマン種は薄い黄色、ジャーマン種は青色をしています。ローマン種の精油は安全性の高いアルコール類を多く含んでいて香りもまろやか。それに対し、ジャーマン種の精油は成分が非常に複雑で香りもやや個性があるため、ブレンドするには上級者向けと言えるでしょう。ただ、ハーブティーとして多く飲まれているのはジャーマン種。カモミールジャーマンとラベンダーのブレンドは、鎮静作用の高いリラックスティーとして海外ではとても人気があります。

文献ではカモミールを「りんごの香り」と表現していることがあります。精油の香りだけではピンとこない方も多いかもしれませんが、ローマン種もジャーマン種も生の花に触れるとふわーっとりんごの香りがします。機会があれば、ぜひ体験してみてください。

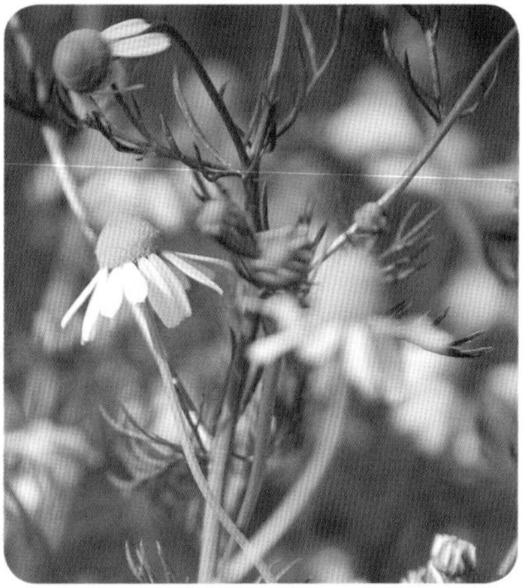

カモミールジャーマン 花びらが垂れ下がり、バドミントンの羽根のような姿をしています。

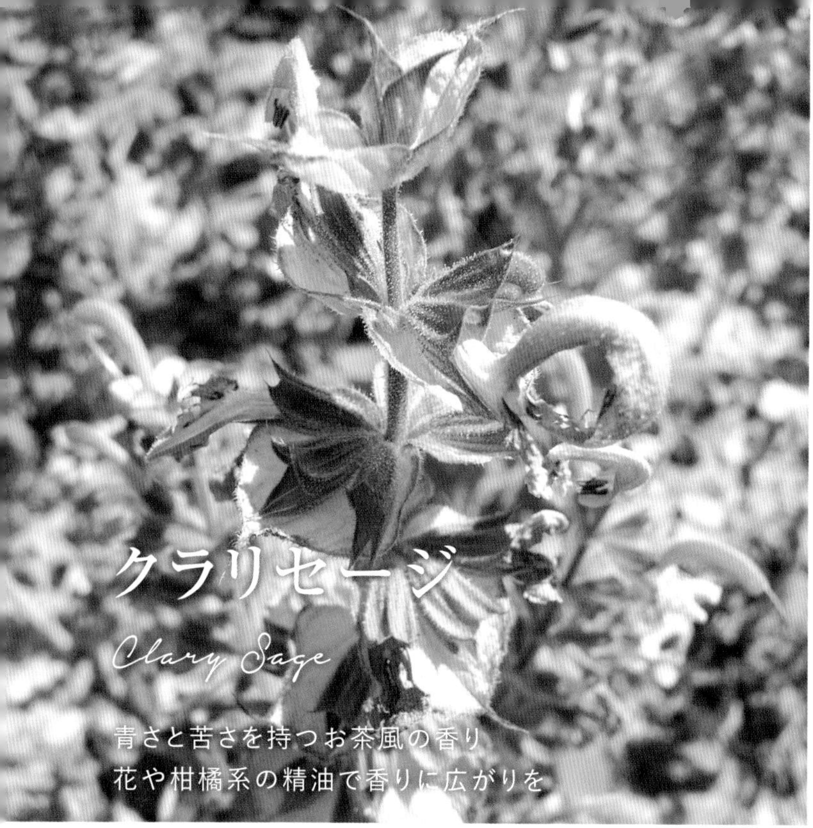

クラリセージ

Clary Sage

青さと苦さを持つお茶風の香り
花や柑橘系の精油で香りに広がりを

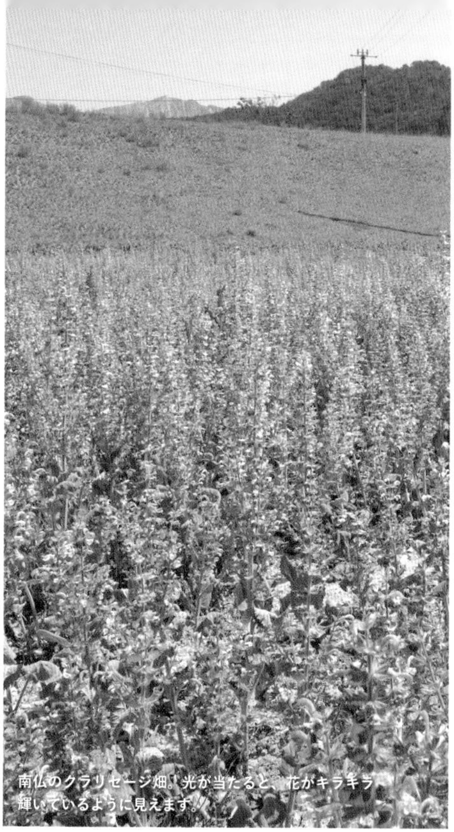

南仏のクラリセージ畑。光が当たると、花がキラキラ輝いているように見えます。

TOP	TOP/MID	MIDDLE	MID/BASE	BASE

香りの強さ		
相性のよい精油	TOP	オレンジスウィート／ベルガモット
	TOP/MID	ペパーミント／ローズマリー
	MIDDLE	ゼラニウム
	MID/BASE	イランイラン／ネロリ／ローズ
	BASE	サンダルウッド／ベティバー

学名	*Salvia sclarea*
科名	シソ科
抽出部位	葉と花穂
精油製造法	水蒸気蒸留法
産出国・地域	フランス、ロシア、イタリア、イギリス
作用	強壮作用、健胃作用、抗うつ作用、抗感染作用、抗菌作用、抗真菌作用、子宮強壮作用、消化促進作用、神経強壮作用、鎮けい作用、ホルモンバランス調整作用
化学成分	Linalyl acetate（エステル類）、Linalool（アルコール類）、Germacrene D（セスキテルペン類）、β-Caryophyllene（セスキテルペン類）、Sclareol（アルコール類）

ブレンドのポイント　機能性が高くパワフル、乾燥した印象の香りで、ヨーロッパ、とくにイギリスでは人気の高い精油です。青さと苦味があるからか、日本人にはお茶の香りのように感じる人が多いようです。ブレンドするときも「お茶に何を加えると合うか」をイメージするとうまくいきやすく、花の香りの精油、柑橘系の精油などが好相性です。

心身への働き　心に幸福感をもたらす精油で、気持ちが沈んだときには高揚感を与え、よりよい状態へと導きます。また、神経を強壮する作用もあります。女性に役立つ働きを豊富に備えており、PMS（月経前症候群）や月経痛の緩和、更年期のホットフラッシュ、寝汗、気分の落ち込み、イライラなどの症状を緩和します。ただし、妊娠中は利用できないので注意してください。

注意事項　※妊娠中の使用は控えてください（ただし、36週目より使用可能です）。※産後は妊産婦専門のアロマセラピストの判断を仰いでください。※セージはクラリセージ以外にもたくさんの種類があります。含まれる成分はそれぞれ異なりますので、使用の際はかならず学名を確認してください。

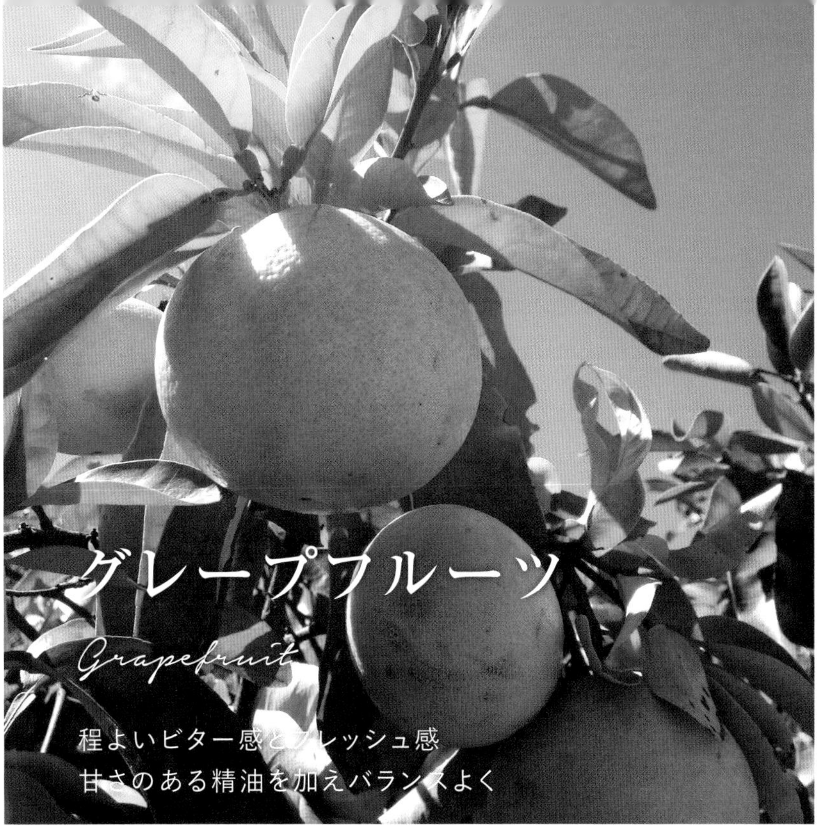

グレープフルーツ

Grapefruit

程よいビター感とフレッシュ感
甘さのある精油を加えバランスよく

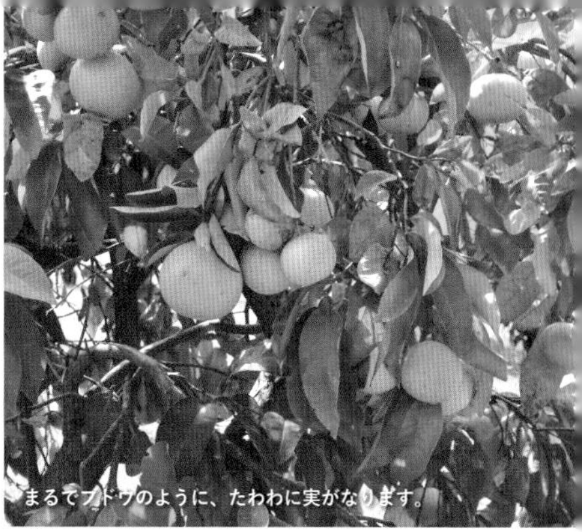

まるでブドウのように、たわわに実がなります。

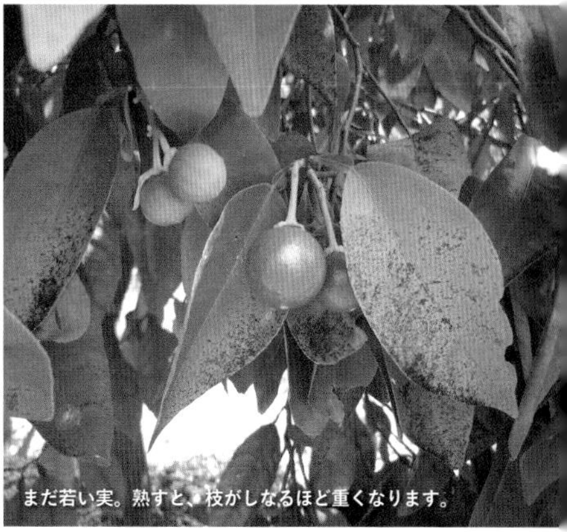

まだ若い実。熟すと、枝がしなるほど重くなります。

TOP	TOP/MID	MIDDLE	MID/BASE	BASE

香りの強さ		
相性のよい精油	TOP	オレンジスウィート／レモン
	TOP/MID	フランキンセンス／ペパーミント／ローズマリー
	MIDDLE	フランキンセンス／ペティグレン／マージョラム／真正ラベンダー
	MID/BASE	フランキンセンス
	BASE	パチュリ

学名	*Citrus paradise*
科名	ミカン科
抽出部位	果皮
精油製造法	圧搾法
産出国・地域	イスラエル、フロリダ、カリフォルニア、ブラジル
作用	空気浄化作用、血液浄化作用、抗ウイルス作用、抗菌作用、抗真菌作用、充血除去作用、循環促進作用、鎮静作用、バランス作用、リンパうっ滞除去作用
化学成分	Limonene（モノテルペン類）、β-Myrcene（モノテルペン類）、α-Pinene（モノテルペン類）、Sabinene（モノテルペン類）、Nootkatone（ケトン類）

ブレンドのポイント　誰でも一度は嗅いだことのある、おなじみの香り。フルーツではありますが、甘さより苦味と爽快感が残るのが特徴です。柑橘系の中ではブレンドが少し難しいと感じるかもしれませんが、フレッシュさがありながら、落ち着いた香りに仕上げることができる精油です。グレープフルーツにハチミツをかけて食べるように、少し甘さのある精油とブレンドするとバランスがとれるのでおすすめです。

心身への働き　気持ちを明るくし、心と体のバランスを保つように働きかける精油です。ストレスが原因で、つい食欲に走ってしまうような方に向いています。欲求不満、自己批判、自己嫌悪といったネガティブな感情を払拭するように助けます。リンパの循環を改善したり、体内の余分な水分を排出したり、デトックス効果も期待できるほか、セルライトの改善や体重増加予防にも役立ちます。

注意事項　※肌に塗布したあと2時間は、肌を直射日光に当てないでください。
※アロマバス（全身浴、半身浴、足浴、手浴）への使用は控えてください。

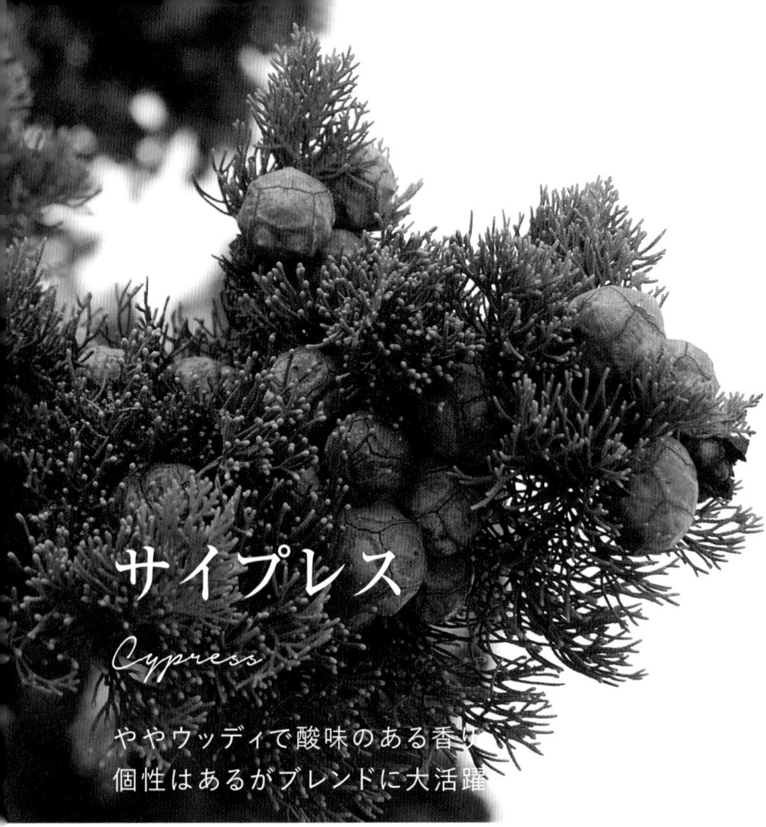

サイプレス

Cypress

ややウッディで酸味のある香り
個性はあるがブレンドに大活躍

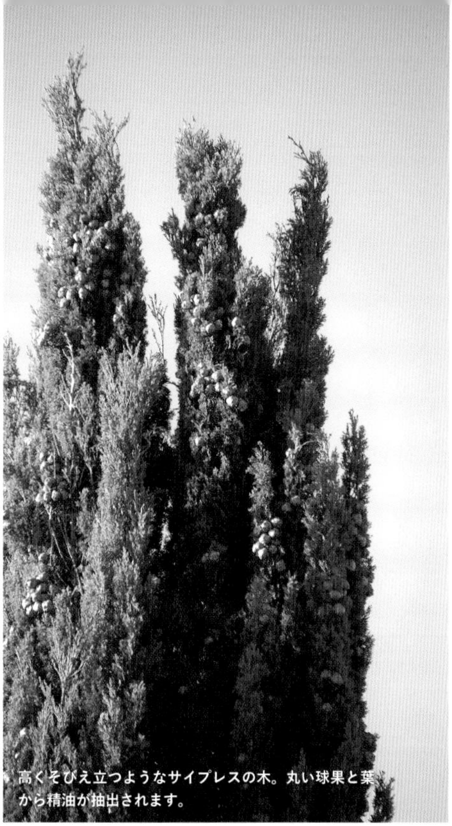
高くそびえ立つようなサイプレスの木。丸い球果と葉から精油が抽出されます。

TOP	TOP/MID	MIDDLE	MID/BASE	BASE

香りの強さ		
相性のよい精油	TOP	オレンジスウィート／レモン
	TOP/MID	カルダモン／ブラックペッパー／レモングラス
	MIDDLE	クラリセージ／タイム／真正ラベンダー
	MID/BASE	ローズ
	BASE	サンダルウッド

学名	*Cupressus sempervirens*
科名	ヒノキ科
抽出部位	葉と球果
精油製造法	水蒸気蒸留法
産出国・地域	地中海地方、フランス、ドイツ
作用	月経調整作用、抗菌作用、抗リウマチ作用、収れん作用、静脈強壮作用、神経強壮作用、鎮けい作用、鎮静作用
化学成分	α-Pinene（モノテルペン類）、δ-3-Carene（モノテルペン類）、Cedrol（アルコール類）、α-Terpinyl acetate（エステル類）、Terpinolene（モノテルペン類）

ブレンドのポイント　ヒノキ科特有のウッディな香りをベースに、やや強めの酸味を感じます。使うほどに魅力が増してくる精油で、嗅いだ瞬間は個性が強いように感じますが、意外にどんな精油とも相性がよくなじみます。ただ、香りはしっかりあるので、入れすぎには注意しましょう。レモンやレモングラスなどとブレンドしてさわやかな印象にしたり、サンダルウッドやスパイス系の精油と合わせて深みを増したりするのがおすすめです。

心身への働き　気持ちを安定させるのにとてもよい働きをする精油です。大きな変化が訪れたとき、困難な問題がふりかかったとき、それをしっかりと受け止めて乗り越えられるように支えてくれます。また、緊張やストレスで動揺する心をコントロールする役目も担います。ホルモンバランスや、皮脂バランスを整えるなどの働きがあることから、心と体両方のバランサー的精油と言えるでしょう。そのため、月経サイクルを整える働きにも優れています。

サンダルウッド

Sandalwood

お香に使われるどっしりと優しい香り
包容力に富んだブレンドのまとめ役

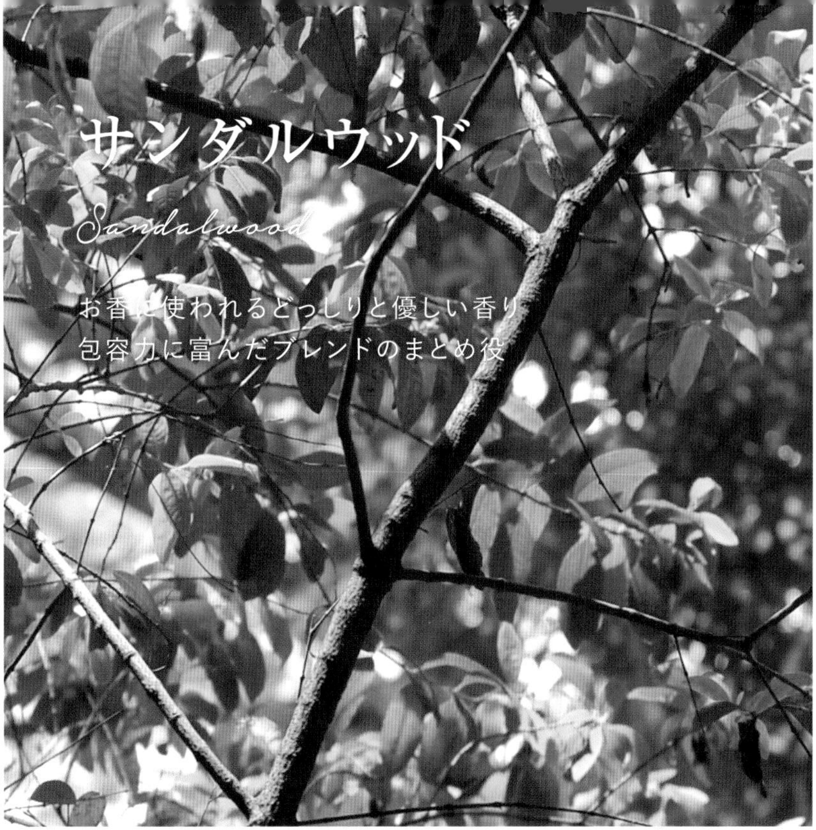

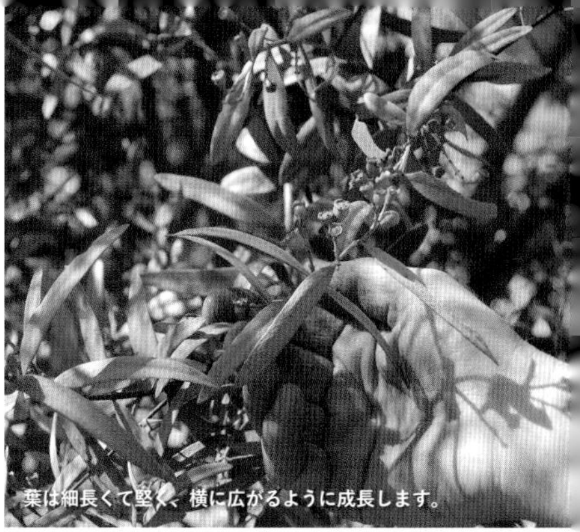

葉は細長くて堅く、横に広がるように成長します。

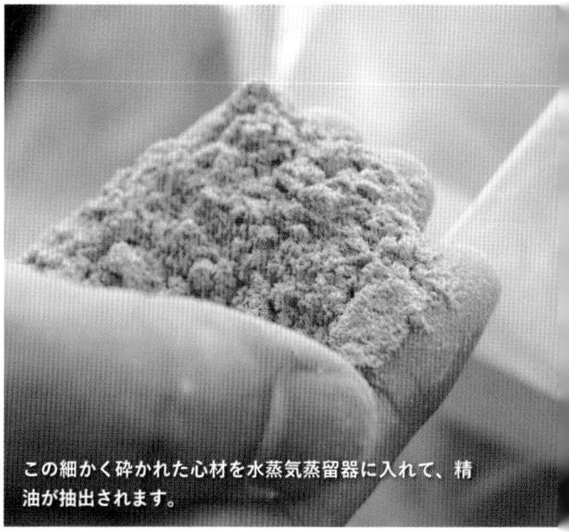

この細かく砕かれた心材を水蒸気蒸留器に入れて、精油が抽出されます。

TOP | TOP/MID | MIDDLE | MID/BASE | **BASE**

香りの強さ	■■■■□	
相性のよい精油	TOP	オレンジスウィート／ベルガモット
	TOP/MID	カルダモン／シナモンリーフ／スペアミント／ティートリー／ローズマリー
	MIDDLE	カモミールローマン／ゼラニウム／真正ラベンダー
	MID/BASE	イランイラン／ネロリ／ローズ
	BASE	シダーウッド／パチュリ

学名	*Santalum album*
科名	ビャクダン科
抽出部位	細かく砕かれた心材
精油製造法	水蒸気蒸留法
産出国・地域	南アジア
作用	去たん作用、抗うつ作用、抗炎症作用、収れん作用、鎮静作用、鎮痛作用、虫除け作用
化学成分	*α*-Santalol（アルコール類）、*β*-Santalol（アルコール類）、Nuciferol（アルコール類）、*β*-Santalene（セスキテルペン類）

ブレンドのポイント　お香にも使われる、どっしりとした優しい香り。時間を経てから、ゆっくりと香りが立ってきます。主張があまりないため、主役になる精油ではありませんが、ブレンド全体をまとめるような包容力があり、心地よい安定感をもたらします。ベースノートの精油として様々なブレンドに活躍しますが、もし特有の甘さが気になるようであれば、シダーウッド（130ページ参照）を使ってみるとよいでしょう。

心身への働き　瞑想のときに用いられる香りで、興奮を鎮めて心を落ち着かせ、地に足を着かせてくれます。自分自身と向き合い、よりよい答えを出せるように導きます。神経性の頭痛や不眠などに悩んでいる場合には、この深い香りが助けとなります。官能性を高める精油としても広く知られており、性的なトラブル改善にも利用された歴史があります。気管支の炎症やたんなど呼吸器系の不調緩和にも役立ちます。

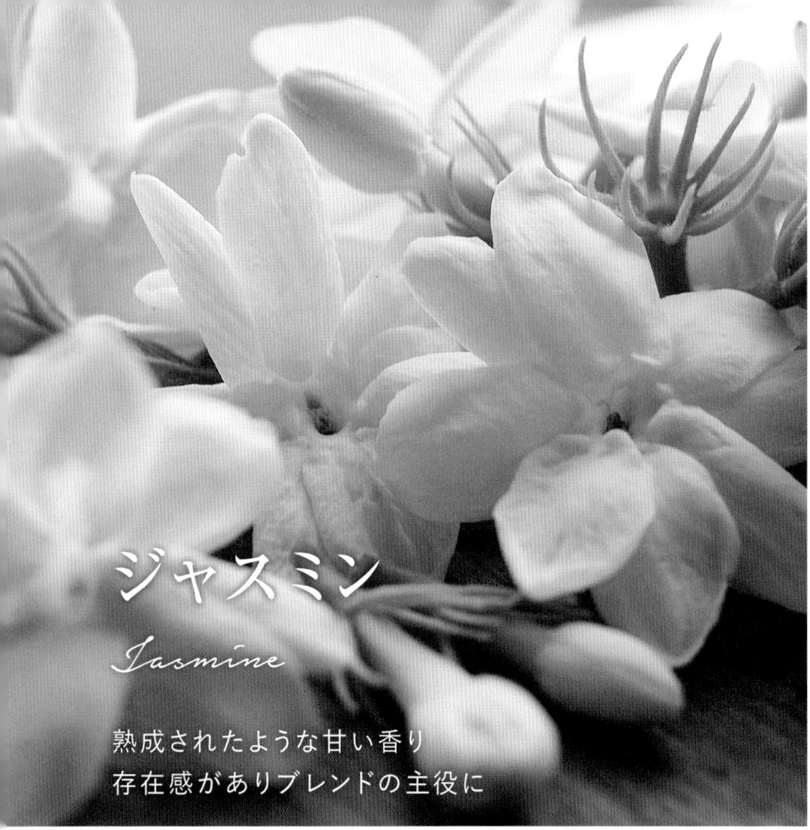

ジャスミン

Jasmine

熟成されたような甘い香り
存在感がありブレンドの主役に

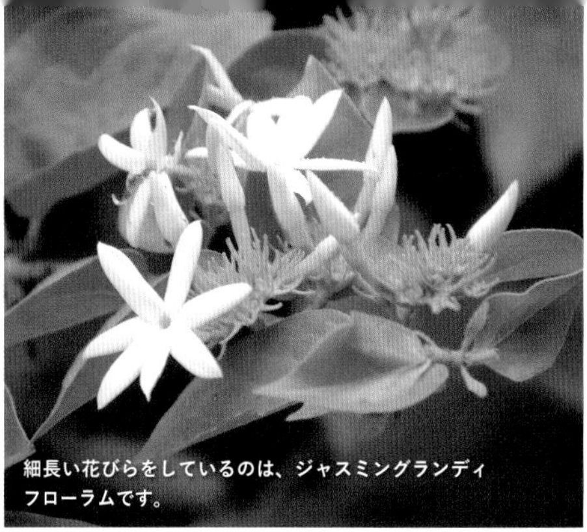

細長い花びらをしているのは、ジャスミングランディフローラムです。

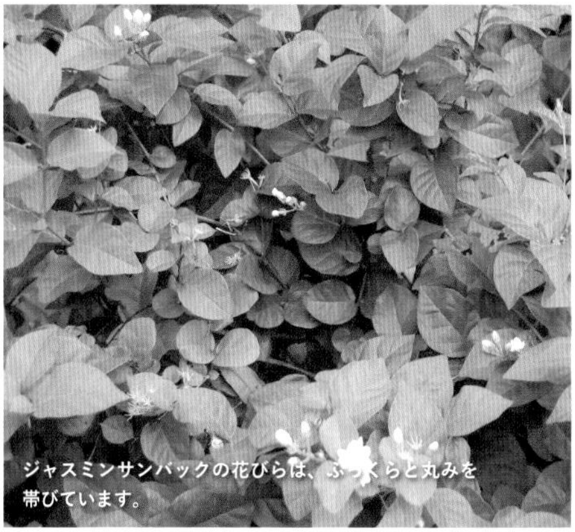

ジャスミンサンバックの花びらは、ふっくらと丸みを帯びています。

TOP	TOP/MID	MIDDLE	MID/BASE	BASE

香りの強さ		
相性のよい精油	TOP	オレンジスウィート／ベルガモット
	TOP/MID	スペアミント／ペパーミント
	MIDDLE	ゼラニウム／真正ラベンダー
	MID/BASE	イランイラン／ネロリ
	BASE	サンダルウッド

学名	*Jasminum grandiflorum*（ジャスミングランディフローラム） *Jasminum sambac*（ジャスミンサンバック）
科名	モクセイ科
抽出部位	花
精油製造法	溶剤抽出法
産出国・地域	インド北部、エジプト、モロッコ
作用	抗うつ作用、抗炎症作用、抗感染作用、催淫作用、鎮静作用、鎮痛作用、母乳抑制作用、ホルモンバランス調整作用
化学成分	グランディフローラム種：Benzyl acetate（エステル類）、Benzyl benzoate（エステル類） サンバック種：β-Fanesene（セスキテルペン類）、Linalool（アルコール類）、Methyl anthranilate（エステル類）

ブレンドのポイント　熟成されたような花の香りで、グランディフローラム種は甘さの中に程よく苦味を含み、サンバック種は芳醇な甘さを放ちます。ともに完璧にバランスがとれた精油であり、香りが強く存在感もたっぷり。ブレンドする際はもちろん主役にし、ほかは脇役となる軽めの香りを選びましょう。軽めの香りの中でも、スーッとするハーブ調の香りより、柑橘系の香りのほうが好相性です。

心身への働き　鎮静作用に優れており、不安や緊張を抱えたり落ち込んだりしたときには、とても力になる精油です。もし自分に自信をなくしてしまっているようなときには、もう一度前向きに進めるようにサポートしてくれます。また、その甘く濃厚な香りは、官能的な気持ちを盛り上げ、性的能力を高めることでも知られます。不感症やインポテンツなどに悩んでいるようであれば、試してみるとよいでしょう。

注意事項　※溶剤抽出法で得られるジャスミン アブソリュートは、皮膚に塗布するケアには使用しないでください。※妊娠中の使用は控えてください。

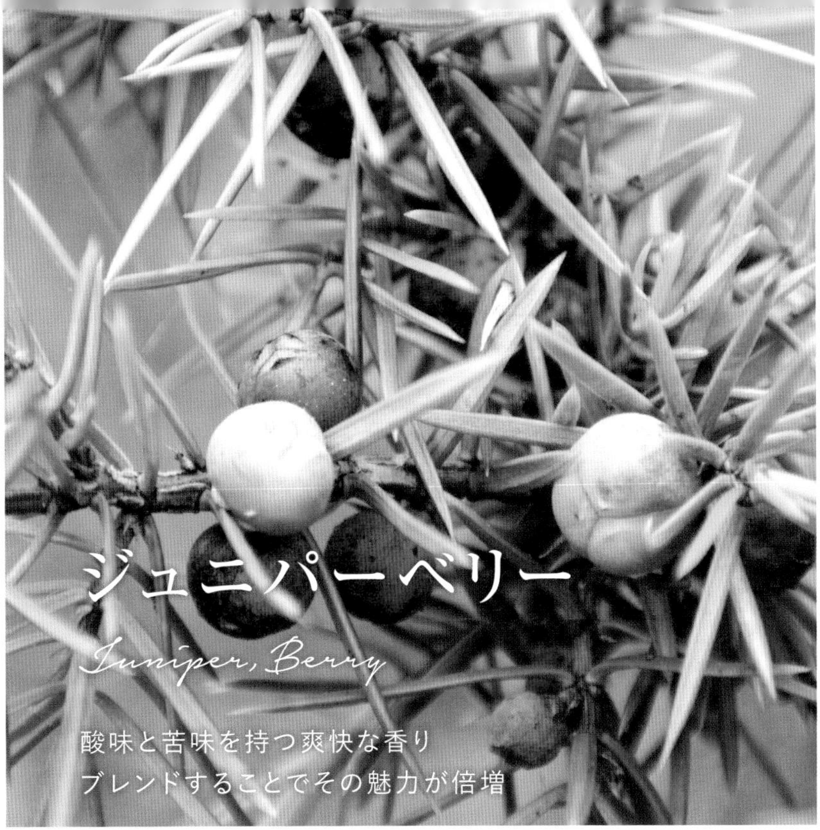

ジュニパーベリー

Juniper, Berry

酸味と苦味を持つ爽快な香り
ブレンドすることでその魅力が倍増

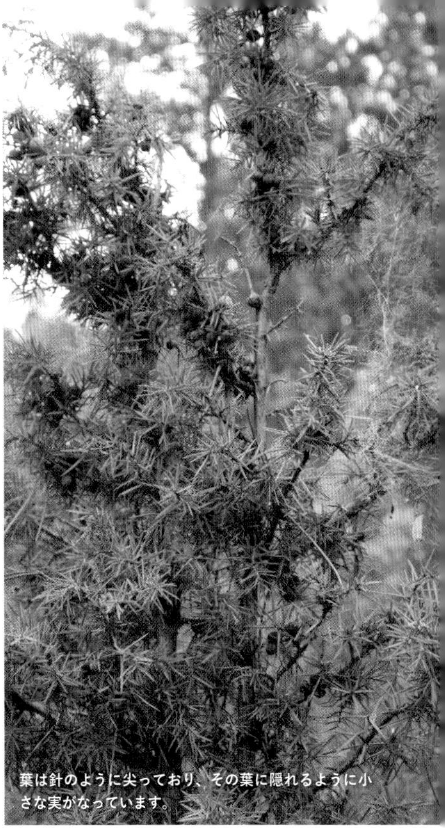

葉は針のように尖っており、その葉に隠れるように小さな実がなっています。

TOP	TOP/MID	MIDDLE	MID/BASE	BASE
	━━━			

香りの強さ	■■□□□	
相性のよい精油	TOP	オレンジスウィート/グレープフルーツ/レモン
	TOP/MID	カルダモン/クローブ/シナモンリーフ/ブラックペッパー
	MIDDLE	タイム/マージョラム/真正ラベンダー
	MID/BASE	イランイラン/ローズ
	BASE	パチュリ

学名	*Juniperus communis*
科名	ヒノキ科
抽出部位	熟した果実
精油製造法	水蒸気蒸留法
産出国・地域	シベリア、スカンジナビア、ハンガリー、フランス、イタリア
作用	去たん作用、抗感染作用、抗菌作用、抗リウマチ作用、神経強壮作用、利尿作用、リンパうっ滞除去作用
化学成分	α-Pinene(モノテルペン類)、Sabinene(モノテルペン類)、β-Myrcene(モノテルペン類)、Terpinen-4-ol(アルコール類)

ブレンドのポイント　酸味と苦味があり、ジンの香りづけとしても知られるジュニパーベリー。ハーブとしても汎用性が高く、古くからお茶や料理に愛用されてきました。スパイス系の精油とも花の香りの精油とも相性がよく、仕上がりに爽快感をもたらします。とくにローズとの相性は抜群。この精油だけでは印象が薄いかもしれませんが、ブレンドすることでその香りの魅力がぐんと増します。

心身への働き　体内にたまった余分なものを排出するデトックス作用の高い精油。心への働きかけも同じで、ネガティブな考えやマイナスの発想を一掃、強い意志を持てるように助けます。リンパの流れをスムーズにし、むくみやセルライトの改善に活躍。空気の洗浄にも役立ちます。心にも体にも程よい刺激を与える精油であり、体を温める働きがあります。

注意事項　※多量を皮膚に使用するとかゆみの原因になることがあります。※腎臓に疾患がある方は、本書に記載している半分の滴数で使用してください。※妊娠中の使用は控えてください。

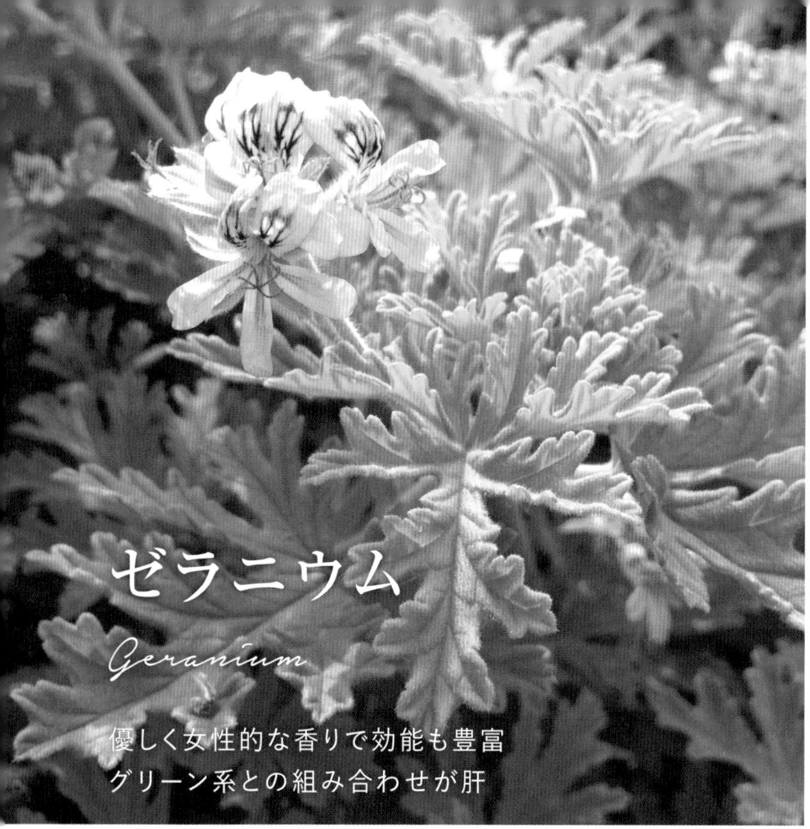

ゼラニウム

Geranium

優しく女性的な香りで効能も豊富
グリーン系との組み合わせが肝

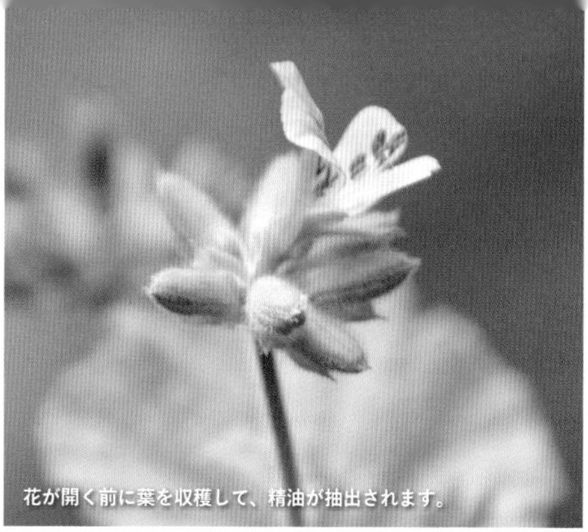

花が開く前に葉を収穫して、精油が抽出されます。

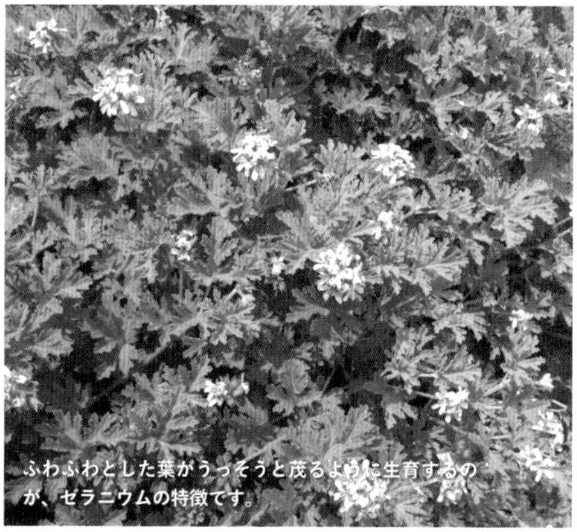

ふわふわとした葉がうっそうと茂るように生育するのが、ゼラニウムの特徴です。

TOP / TOP/MID / MIDDLE / MID/BASE / BASE

香りの強さ		
相性のよい精油	TOP	オレンジスウィート/サイプレス
	TOP/MID	カルダモン/サイプレス/フランキンセンス/ペパーミント/ユーカリプタスラディアータ
	MIDDLE	サイプレス/フランキンセンス/真正ラベンダー
	MID/BASE	イランイラン/サイプレス/フランキンセンス/ローズ
	BASE	サンダルウッド/シダーウッド

学名	*Pelargonium asperum, Pelargonium graveolens*
科名	フウロソウ科
抽出部位	葉
精油製造法	水蒸気蒸留法
産出国・地域	マダガスカル、コンゴ、北アフリカ、スペイン、フランス
作用	強肝作用、抗炎症作用、抗菌作用、抗真菌作用、抗糖尿作用、催淫作用、止血作用、静脈強壮作用、鎮けい作用、鎮静作用、鎮痛作用、ホルモンバランス調整作用、虫除け作用
化学成分	Citronellol（アルコール類）、Geraniol（アルコール類）、Linalool（アルコール類）、Citronellyl formate（エステル類）

ブレンドのポイント　葉から花のように甘い香りがする植物で、精油もこの葉から抽出されます。女性に優しい作用が豊富で、香りも女性的。効能も豊富で使いやすい精油です。甘さが強い精油とブレンドすると、ゼラニウムのよさが消えてしまうので、ペパーミントやユーカリプタスラディアータのようなグリーンでさわやかな印象の精油と合わせるのがポイント。ゼラニウムの甘さとは反対のさわやかな印象の香りのほうがうまくバランスがとれます。

心身への働き　心身をリラックスさせる働きに優れ、安心感、安定感、落ち着きをもたらしてくれる精油。急性の症状、慢性的な症状、どちらにも役立ちますが、とくに働きすぎによる神経性疲労に役立つと言われています。ホルモンバランスを整える働きに優れているため、PMS（月経前症候群）、更年期の様々な症状、月経不順など女性特有の悩みに有効。ほかにも関節炎、神経痛、静脈瘤など幅広く利用されます。

Column

天然香料と人工香料

純粋な精油は100%植物から抽出された天然香料です。
それに対し、人工香料とはどのようなものなのか、香りの種類のひとつとして学びましょう。

100%植物から抽出される精油、人工香料を含む香水

植物や動物など自然のものから抽出されるのが天然香料で、その代表的なものが精油と言えます。その一方、石油などを原料にして人の手によって作られたものが人工香料。合成香料とも呼ばれます。香りをブレンドしてできたもののひとつに「香水」がありますが、香水は天然香料と人工香料の両方が使われているものがあり、これが精油との大きな違いです。

植物から得られる精油は、とても豊かな香りで私たちの心身をよりよい状態へと導く手助けとなります。ただし、植物に含まれている成分にはまだ解明されていないものも多く、天候や畑の土壌、栽培方法などによって収穫量や品質が大きく変化します。それに対し、人工香料は人間が解明している成分をコントロールして製造できるため、品質も常に安定しており、大量生産・大量流通が可能。価格も抑えることができます。

天然香料と人工香料では、心身への働きに違い

人工香料の研究・開発は大変進んでおり、天然の香りとほとんど区別がつかないものもあります。ただ、心身に対しての働きは異なるという実験結果が2003年に発表されました。天然のベルガモットの香りと、人工的に作られたベルガモットの香りをそれぞれ嗅いだときのストレス軽減の度合いを測るという実験で、天然の香りのほうが明らかにリラックス効果が高いとの結果が出たのです。このことからもわかるように、アロマセラピーの効果を得るためには精油を使うことが大前提です。ただし、香りを楽しむのであれば香水を使うことも選択肢のひとつです。大切なのは、天然香料と人工香料の違いを知り、それぞれの長所と短所を理解したうえで選択することと言えるでしょう。

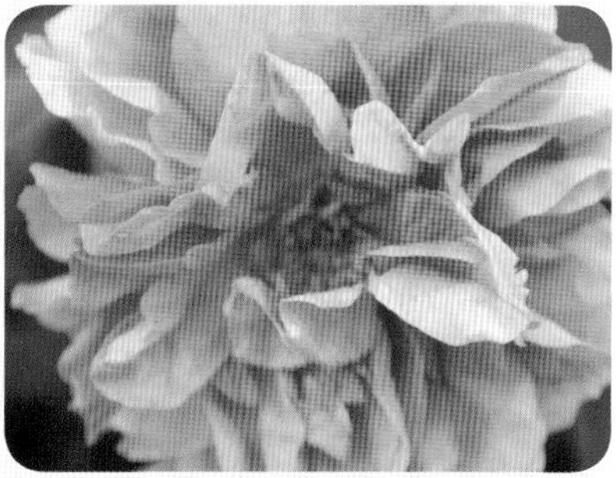

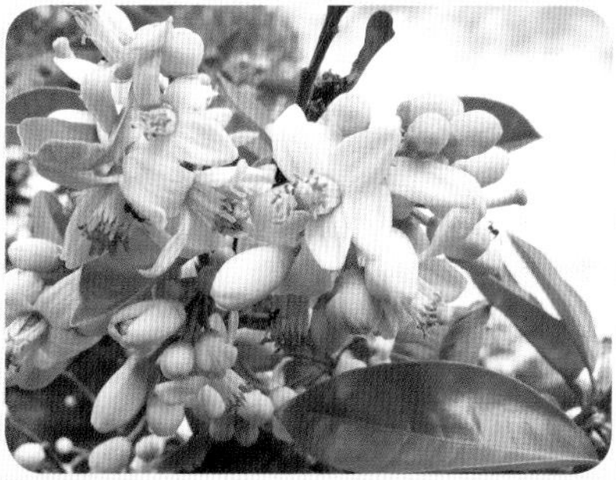

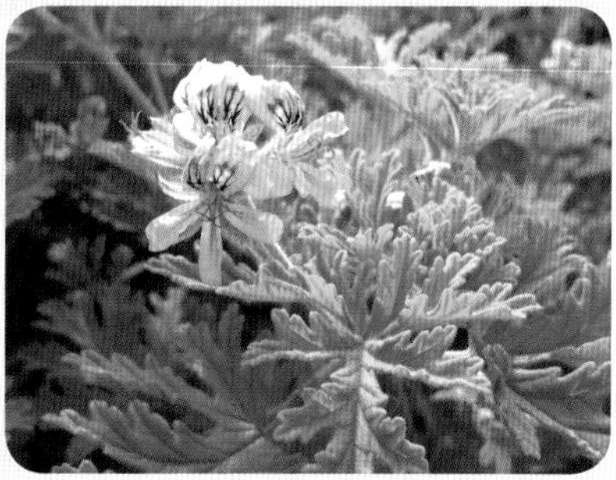

ローズ、ネロリ、ゼラニウムなどは香水によく使われる精油で、多くの人に好まれます。ただ、精油を使うと価格や成分が安定しないため、これらの香りに似た人工香料も数多く作られています。

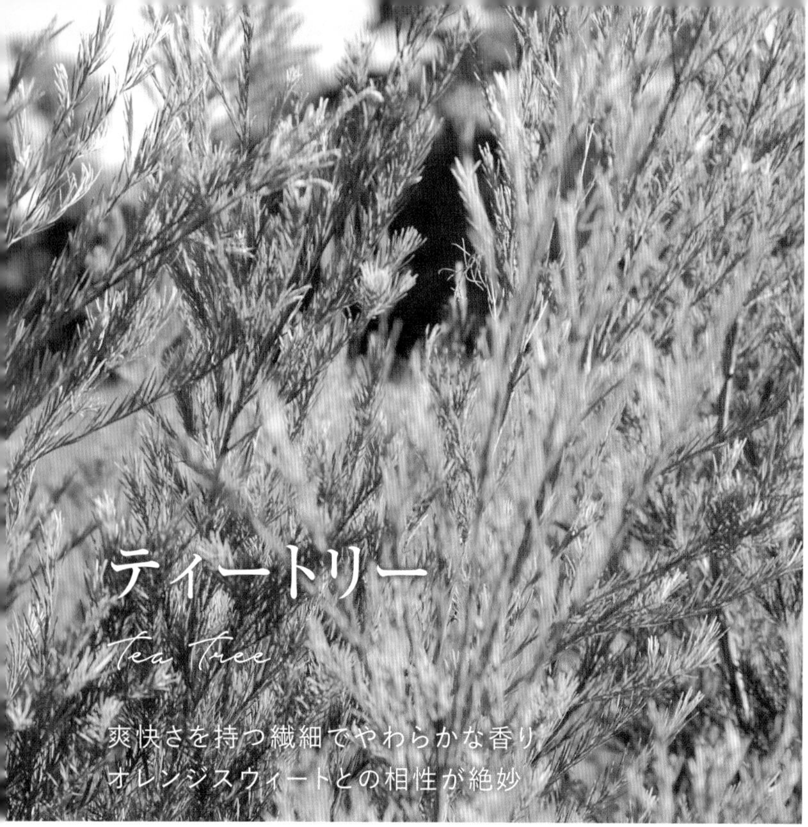

ティートリー

Tea Tree

爽快さを持つ繊細でやわらかな香り
オレンジスウィートとの相性が絶妙

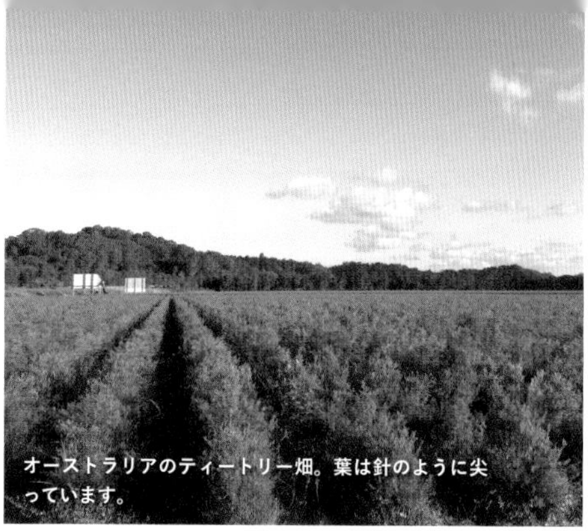

オーストラリアのティートリー畑。葉は針のように尖っています。

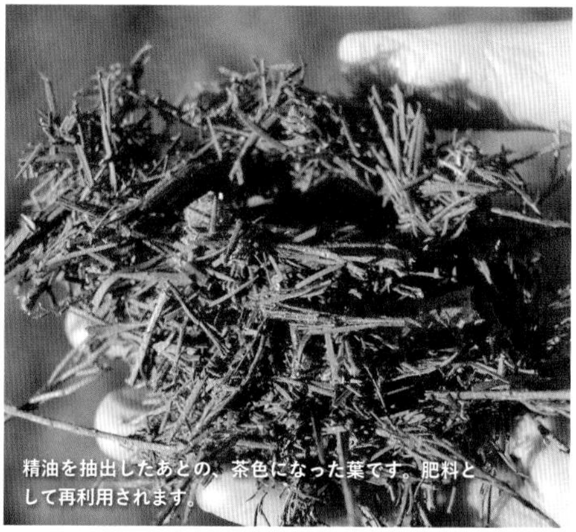

精油を抽出したあとの、茶色になった葉です。肥料として再利用されます。

TOP	TOP/MID	MIDDLE	MID/BASE	BASE

香りの強さ		
相性のよい精油	TOP	オレンジスウィート
	TOP/MID	ペパーミント/ユーカリプタスラディアータ/ローズマリー
	MIDDLE	クラリセージ/ペティグレン/真正ラベンダー
	MID/BASE	ネロリ
	BASE	サンダルウッド/シダーウッド

学名	*Melaleuca alternifolia*
科名	フトモモ科
抽出部位	葉
精油製造法	水蒸気蒸留法
産出国・地域	オーストラリア、南アフリカ
作用	抗ウイルス作用、抗感染作用、抗菌作用、抗真菌作用、殺菌作用、静脈強壮作用、神経強壮作用、鎮痛作用、免疫強壮作用
化学成分	Terpinen-4-ol（アルコール類）、γ-Terpinene（モノテルペン類）、α-Terpinene（モノテルペン類）、Terpinolene（モノテルペン類）、1.8 Cineole（オキサイド類）

ブレンドのポイント　1年で150cm以上も成長する生命力に満ちたティートリー。効能はパワフルですが、香りはとても繊細。スーッとする爽快感があり、そのあとにやわらかさを感じます。そのやわらかさに気づくとブレンドの幅がぐんと広がります。とくにおすすめなのが、オレンジスウィートとサンダルウッドとのブレンド。素晴らしいハーモニーを生み出します。花の香りの精油、とくにローズとの相性はあまりよくないようです。

心身への働き　オーストラリアの先住民であるアボリジニは、ティートリーを風邪やせき、頭痛の薬として煎じて飲んだり、葉をそのまま噛んだりしていました。精油の中ではトップレベルの抗感染作用があり、幅広い感染症に対して力を発揮。病因を絶やして再発を予防します。免疫を強壮する働きにも優れており、免疫低下に伴う精神疲労や神経衰弱に有効。無気力のときは力を養い、動悸、息切れの緩和にも使われます。

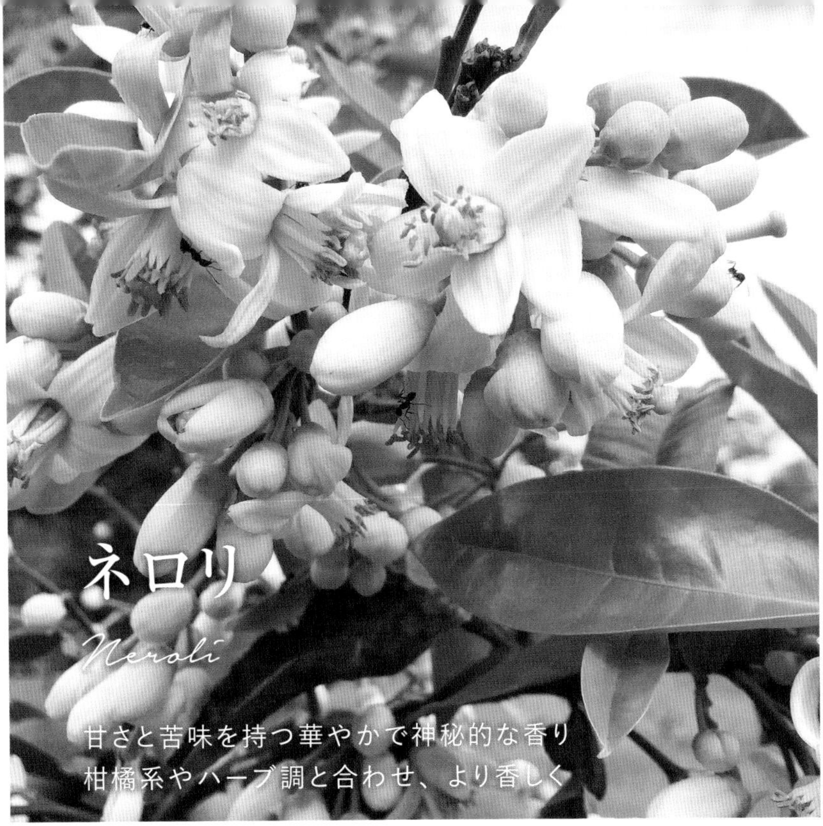

ネロリ

Neroli

甘さと苦味を持つ華やかで神秘的な香り
柑橘系やハーブ調と合わせ、より香しく

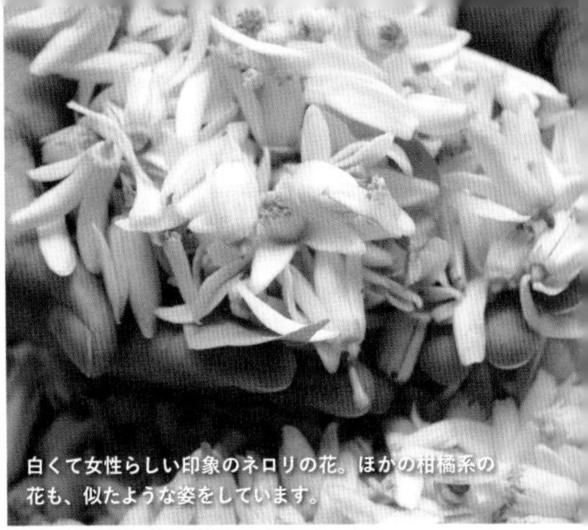

白くて女性らしい印象のネロリの花。ほかの柑橘系の花も、似たような姿をしています。

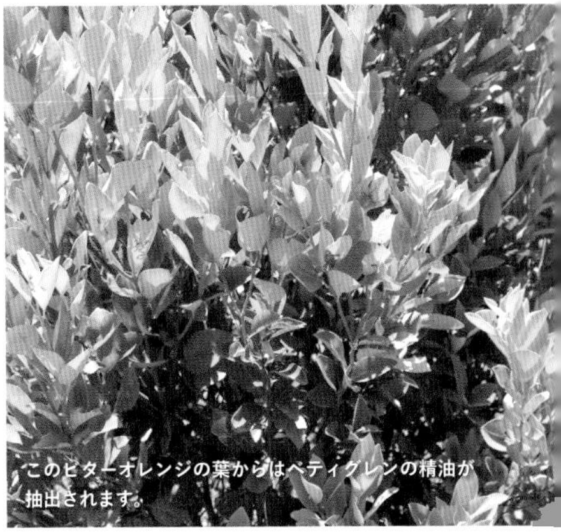

このビターオレンジの葉からはペティグレンの精油が抽出されます。

TOP　TOP/MID　MIDDLE　MID/BASE　BASE

香りの強さ		
相性のよい精油	TOP	オレンジスウィート／ベルガモット
	TOP/MID	カルダモン／スペアミント／ティートリー／フランキンセンス／ユーカリプタスラディアータ
	MIDDLE	フランキンセンス／ペティグレン／真正ラベンダー
	MID/BASE	フランキンセンス
	BASE	サンダルウッド／パチュリ

学名	*Citrus aurantium*
科名	ミカン科
抽出部位	花
精油製造法	水蒸気蒸留法
産出国・地域	イタリア、フランス、チュニジア
作用	抗うつ作用、抗感染作用、抗菌作用、収れん作用、消化促進作用、静脈強壮作用、鎮静作用
化学成分	Linalool（アルコール類）、Limonene（モノテルペン類）、Linalyl acetate（エステル類）、β-Ocimene（モノテルペン類）、α-Terpineol（アルコール類）、β-Pinene（モノテルペン類）

ブレンドのポイント　花から抽出される精油なので、華やかで甘さがあるのですが、どこか苦味を感じる、とても神秘的な香りです。これが、柑橘系の植物の花から抽出される精油の特徴と言えます。印象に残るあとを引くような香りは、幅広く愛され、男性にも好まれます。ただ主張がやや弱いため、ブレンドする際にほかに花の香りを加えると負けてしまいます。柑橘系やハーブ調のさわやかな香りと合わせるとよいでしょう。

心身への働き　繊細な心を優しく包み込んでくれるネロリ。デリケートになった心を癒やして穏やかにし、日々の充実感を高めるようにサポートしてくれます。官能性を高める働きがあり、疲労や精神的な落ち込みによって性欲が減退しているような場合におすすめです。神経をリラックスさせるためのブレンドには、常に有力候補として挙げられ、精神的なストレスが原因の不眠、動悸、高血圧を和らげます。

パチュリ

Patchouli

墨汁に使われる落ち着いたドライな香り
控えめながら活用範囲の広い1本

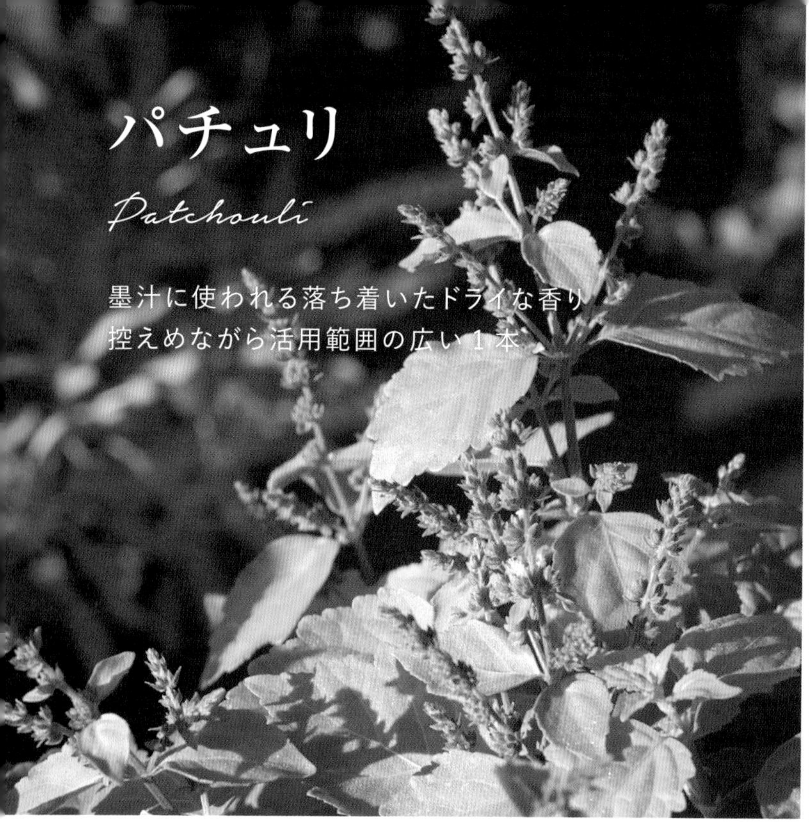

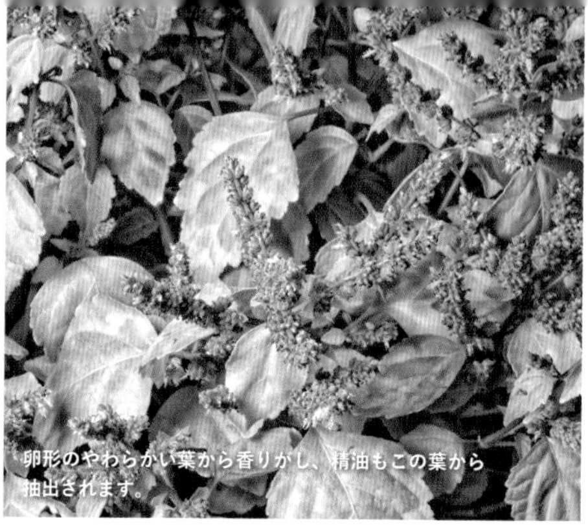

卵形のやわらかい葉から香りがし、精油もこの葉から抽出されます。

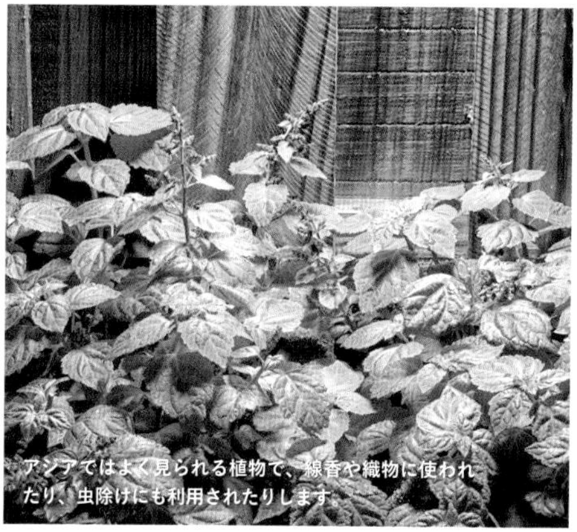

アジアではよく見られる植物で、線香や織物に使われたり、虫除けにも利用されたりします。

TOP	TOP/MID	MIDDLE	MID/BASE	BASE

香りの強さ		
相性のよい精油	TOP	オレンジスウィート／サイプレス／ベルガモット
	TOP/MID	サイプレス／ペパーミント／ローズマリー
	MIDDLE	カモミールローマン／サイプレス／ゼラニウム
	MID/BASE	サイプレス／ジャスミン／ネロリ
	BASE	サンダルウッド／ベティバー

学名	*Pogostemon cablin*
科名	シソ科
抽出部位	葉
精油製造法	水蒸気蒸留法
産出国・地域	インドネシア、フィリピン、マレーシア、中国、ベトナム、インド、西アフリカ
作用	抗うつ作用、抗炎症作用、抗菌作用、殺虫作用、鎮静作用、デオドラント作用、虫除け作用
化学成分	Patchouli alcohol（アルコール類）、α-Bulnesene（セスキテルペン類）、α-Guaiene（セスキテルペン類）

ブレンドのポイント　気持ちをどっしりと落ち着かせ、地に足を着かせてくれるドライな香りです。習字のときに使う墨汁の香りづけに使われるからか、ブレンドに加えると日本的な印象を与えます。そのため、年配の方にも安心感を与える香りに仕上がります。華やかさや甘さはありませんが、香りの凹凸をフラットにし、ほかの精油の個性は保ちながらも全体をニュートラルな印象に仕上げる、活用範囲の広い精油と言えます。

心身への働き　心と体のバランスを整えてくれる精油でリラクゼーション効果も高く、しっかりと心に芯を持てるようにサポート。不安を感じるとき、落ち込みが激しいとき、エネルギーが低下しているときによく、ネガティブな感情や精神的なストレスを払拭してくれます。抗菌作用、抗炎症作用に優れ、傷や炎症の手当て、感染防止などに有効です。肌の再生や保湿なども助けるため、美容目的にもよく使われます。

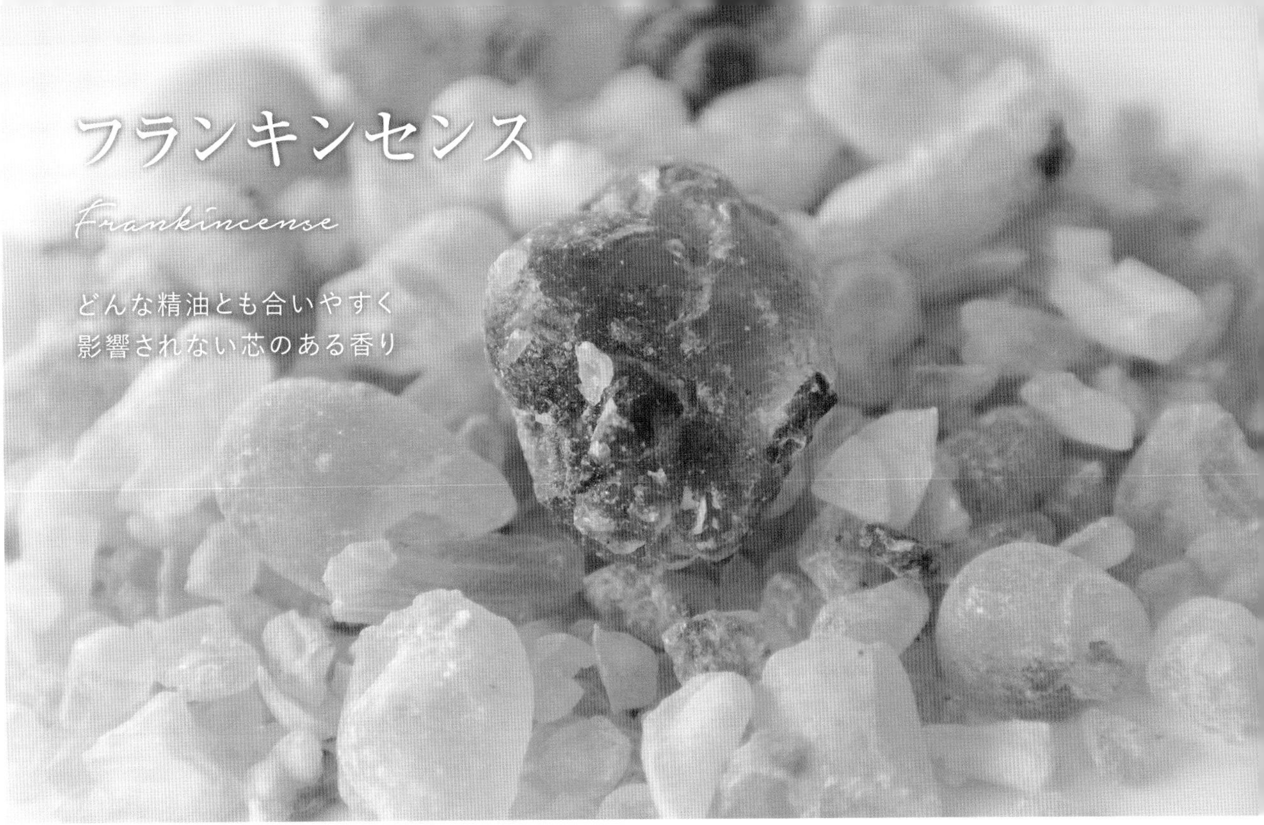

フランキンセンス

Frankincense

どんな精油とも合いやすく
影響されない芯のある香り

TOP	TOP/MID	MIDDLE	MID/BASE	BASE

香りの強さ		
相性のよい精油	TOP	オレンジスウィート／グレープフルーツ／レモン
	TOP/MID	カルダモン／ペパーミント／ユーカリプタスラディアータ／ローズマリー
	MIDDLE	クラリセージ／ゼラニウム／真正ラベンダー
	MID/BASE	ネロリ／ローズ
	BASE	サンダルウッド／パチュリ

学名	*Boswellia carterii*
科名	カンラン科
抽出部位	樹脂
精油製造法	水蒸気蒸留法
産出国・地域	ソマリア、エチオピア、南アラビア、中国
作用	強壮作用、抗感染作用、抗菌作用、収れん作用、鎮けい作用、(呼吸器系の) 鎮痛作用
化学成分	*α*-Pinene（モノテルペン類）、*α*-Phellandrene（モノテルペン類）、Limonene（モノテルペン類）、*β*-Myrcene（モノテルペン類）、p-Cymene（モノテルペン類）

ブレンドのポイント　キリスト誕生の際に捧げられ、教会の神事などでも用いられる香り。男女問わずに好まれます。際立った特徴もなく、香りもそれほど強くありませんが、ブレンドしてもほかの香りに影響されることがなく、しっかりと存在感を示す芯の強さがあります。どんな精油とも相性がよいので、先入観を持たずにインスピレーションの赴くまま、どんどんブレンドしてみましょう。きっと、アロマセラピーの楽しみが深まります。

心身への働き　呼吸をゆっくり深くするように促し、気持ちを徐々に落ち着かせるのがフランキンセンスの特徴。忙しすぎて気持ちが高ぶっているとき、ストレスがたまって眠れないとき、心の中にたまっているものを流してくれるでしょう。呼吸器系のトラブル改善によく、気管支炎、喘息、鼻水などを和らげます。肌にもよい働きがあり、とくに加齢肌のお手入れにはおすすめ。しわを軽減し、ハリを保つ助けとなります。

ペティグレン

Petitgrain

やや苦味のあるグリーンな香り
個性の強い精油とも好相性

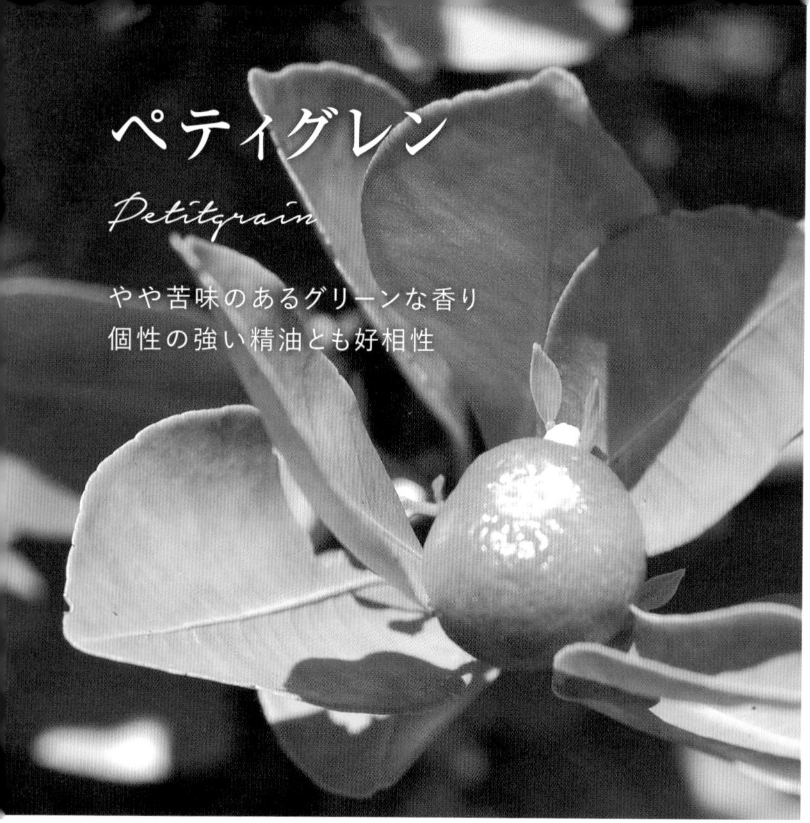

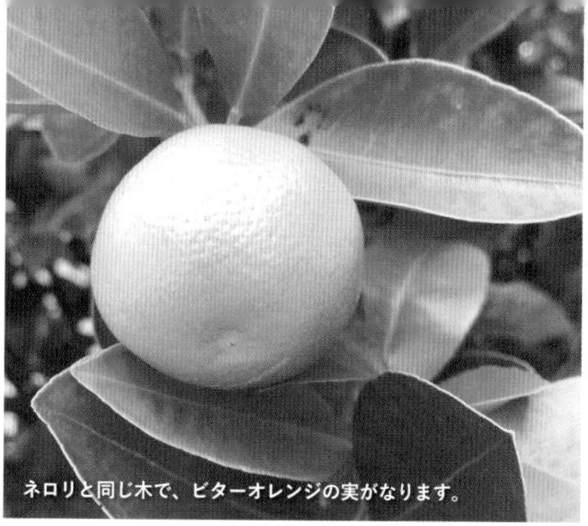

ネロリと同じ木で、ビターオレンジの実がなります。

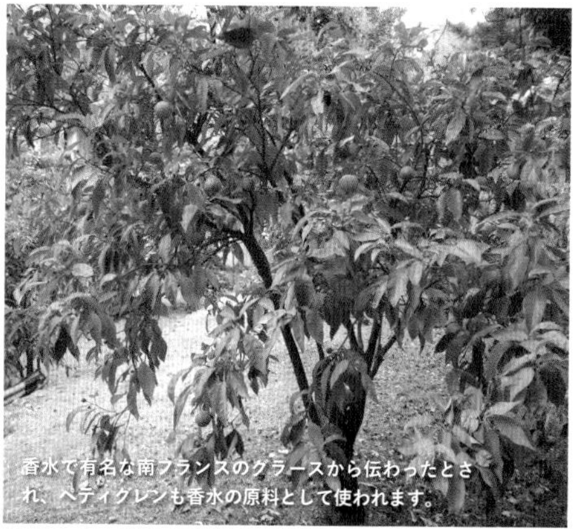

香水で有名な南フランスのグラースから伝わったとされ、ペティグレンも香水の原料として使われます。

TOP	TOP/MID	MIDDLE	MID/BASE	BASE

香りの強さ		
相性のよい精油	TOP	オレンジスウィート/マンダリン
	TOP/MID	スペアミント/ペパーミント
	MIDDLE	タイム/マージョラム/真正ラベンダー
	MID/BASE	イランイラン/ネロリ
	BASE	サンダルウッド/パチュリ/ベティバー
学名	*Citrus aurantium*	
科名	ミカン科	
抽出部位	葉	
精油製造法	水蒸気蒸留法	
産出国・地域	地中海地方、ハイチ、西インド、南アメリカ、カリフォルニア	
作用	抗炎症作用、抗感染作用、抗菌作用、消化促進作用、神経バランス調整作用、鎮静作用	
化学成分	Linalyl acetate（エステル類）、Linalool（アルコール類）、Limonene（モノテルペン類）、α-Terpineol（アルコール類）、Geranyl acetate（エステル類）	

ブレンドのポイント　ネロリと同じビターオレンジから抽出される精油。葉からはペティグレン、花からはネロリが抽出されます。やや苦味のあるグリーンな印象で、フレッシュさを感じるのが特徴。個性的な精油とブレンドしても、負けない存在感を示します。ただ、あまり似たような香りの精油とブレンドすると青さが強調され、キュウリのような香りになるので注意してください。少し甘さのある精油のほうが相性がよいようです。

心身への働き　心を元気づけてくれる精油で、落ち込んでしまったときには、自分が本来持っている内なる強さや回復する力に気づかせてくれます。緊張や怒り、パニック、精神疲労が重なってしまったときに助けとなってくれるでしょう。精神的なストレスによる消化不良や不眠症、ホルモンバランスの乱れが原因の様々な症状の緩和にも役立ちます。肌に対しての浄化作用があり、吹き出物ができたときのケアにも力を発揮します。

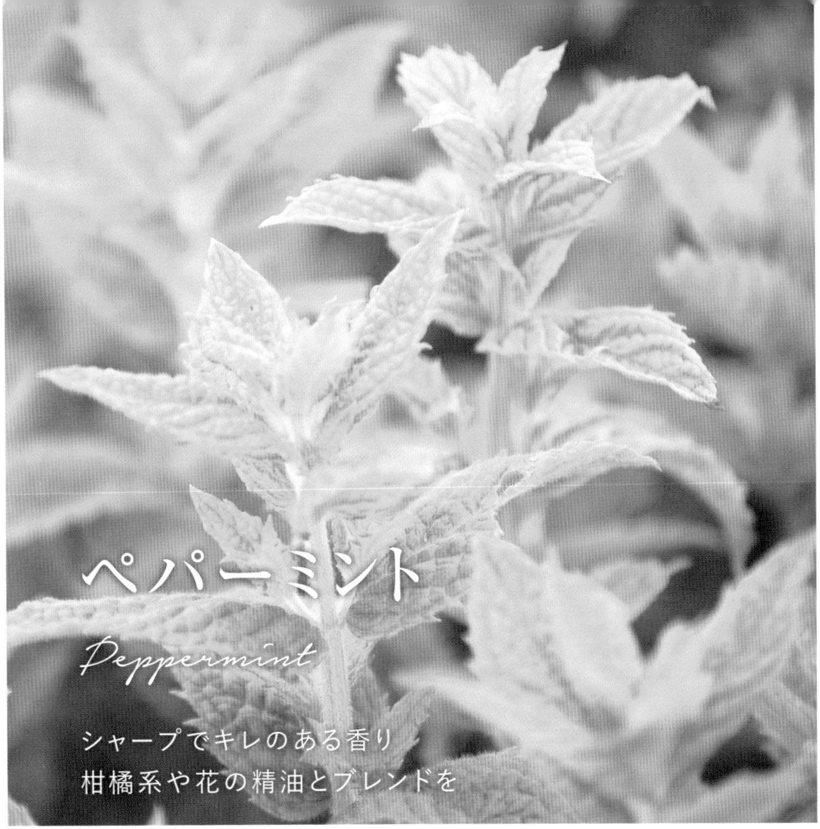

ペパーミント

Peppermint

シャープでキレのある香り
柑橘系や花の精油とブレンドを

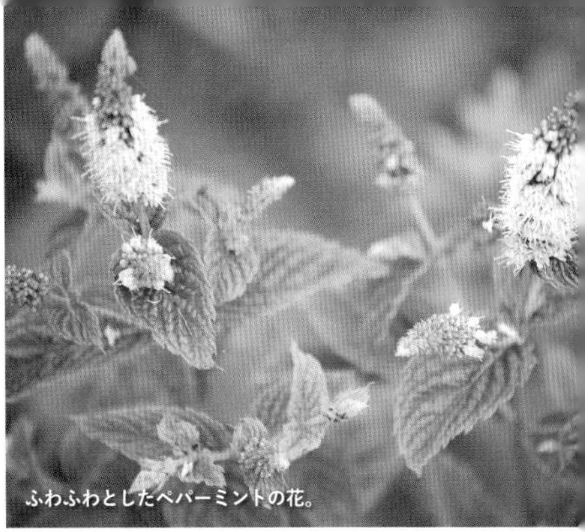

ふわふわとしたペパーミントの花。

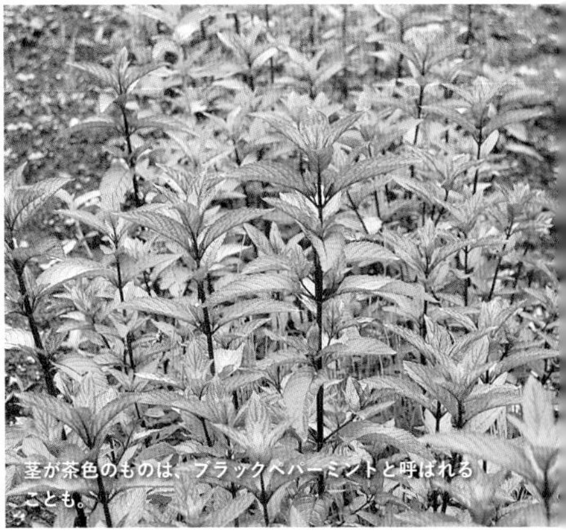

茎が茶色のものは、ブラックペパーミントと呼ばれることも。

TOP	TOP/MID	MIDDLE	MID/BASE	BASE

香りの強さ		
相性のよい精油	TOP	オレンジスウィート／グレープフルーツ／レモン
	TOP/MID	カルダモン／レモングラス
	MIDDLE	クラリセージ
	MID/BASE	イランイラン／ローズ
	BASE	サンダルウッド／パチュリ

学名	*Mentha piperita*（ペパーミント） *Mentha spicata*（スペアミント）
科名	シソ科
抽出部位	葉
精油製造法	水蒸気蒸留法
産出国・地域	アメリカ、タスマニア
作用	解熱作用、抗カタル作用、抗感染作用、殺菌作用、消化促進作用
化学成分	ペパーミント：Menthol（アルコール類）、Menthone（ケトン類）、Methyl acetate（エステル類）、Neomenthol（アルコール類） スペアミント：Carvone（ケトン類）、Limonene（モノテルペン類）、β-Myrcene（モノテルペン類）、Menthone（ケトン類）

ブレンドのポイント　歯磨き粉など日用品に多く使われているため、誰もが身近に感じる香りです。スーッとする爽快感の奥には鋭さがあり、香りもかなり主張があります。様々な精油と合いやすく、ブレンドの中では引き締め役となりますが、使用する滴数には注意が必要です。シャープさを増長させる精油は避け、柑橘系や花の香りの精油とブレンドするとよいでしょう。

心身への働き　そのさわやかな香りが気分をリフレッシュさせ、元気を与えてくれます。精神的な疲れを癒やし、広い心を持てるようにサポート。体にも様々な働きがありますが、とくに吐き気や消化不良によく、頭痛や、頭痛を伴う鼻炎にもおすすめです。リンパの流れをスムーズにしたり、筋肉痛を和らげたりする働きもあります。

注意事項　※マッサージに利用する際は、単品での使用はできるだけ避け、ブレンドする場合にも希釈濃度2%以下（87ページ参照）で使用してください。※直接原液での使用、もしくは高濃度で使用した場合に、熱性の刺激を皮膚に感じることがあります。※ミントはたくさんの種類があり、その中でペパーミントとスペアミントがアロマセラピーに適しています。購入の際は学名を確認してください。

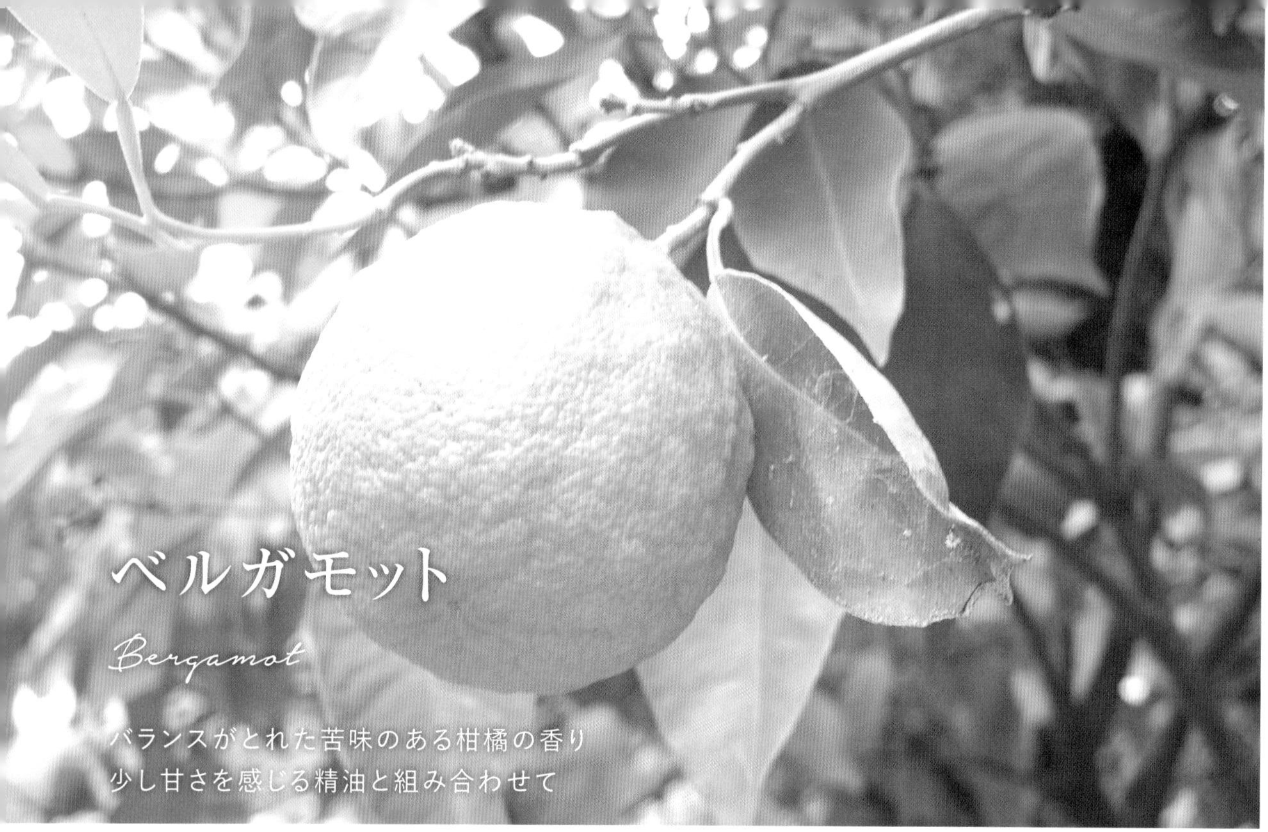

ベルガモット

Bergamot

バランスがとれた苦味のある柑橘の香り
少し甘さを感じる精油と組み合わせて

TOP	TOP/MID	MIDDLE	MID/BASE	BASE

香りの強さ		
相性のよい精油	TOP	オレンジスウィート/サイプレス/レモン
	TOP/MID	サイプレス/スペアミント/ユーカリプタスラディアータ/ローズマリー
	MIDDLE	カモミールローマン/サイプレス/ペティグレン/マージョラム/真正ラベンダー
	MID/BASE	イランイラン/サイプレス/ネロリ
	BASE	サンダルウッド/パチュリ

学名	*Citrus aurantium ssp.bergamia*
科名	ミカン科
抽出部位	果皮
精油製造法	圧搾法
産出国・地域	スペイン、イタリア、イスラエル、フロリダ、コスタリカ、カリフォルニア、ブラジル
作用	抗うつ作用、抗炎症作用、抗感染作用、抗糖尿作用、催淫作用、鎮けい作用、ホルモンバランス調整作用
化学成分	Limonene（モノテルペン類）、β-Myrcene（モノテルペン類）、β-Bisabolene（モノテルペン類）、α-Pinene（モノテルペン類）、Sabinene（モノテルペン類）

ブレンドのポイント　グリーンっぽさ、爽快感、苦味、甘味がバランスよく入っているベルガモット。紅茶のアールグレイをはじめ、食品の香りづけに使われたり香水に多用されたり、世界中で愛されている香りです。意外に苦味があるので、柑橘の甘くさわやかな印象を出したいときは、オレンジスウィートを加えるとよいでしょう。柑橘系以外でも、さわやかさの中に少し甘さを感じる精油とブレンドするとバランスがとれます。

心身への働き　原産国であるイタリアでは、古くから民間療法に利用されてきました。神経のバランスを整える精油としてよく知られ、気分を明るく保てるように助けます。イライラ、欲求不満、憂うつなどのマイナスの感情が募ってきたら、ぜひ利用してみてください。精神的なストレスが原因となる消化不良や食欲不振に役立つほか、生殖器の感染症などにも用いられます。

注意事項　※肌に塗布したあと2時間は、肌を直射日光に当てないでください。

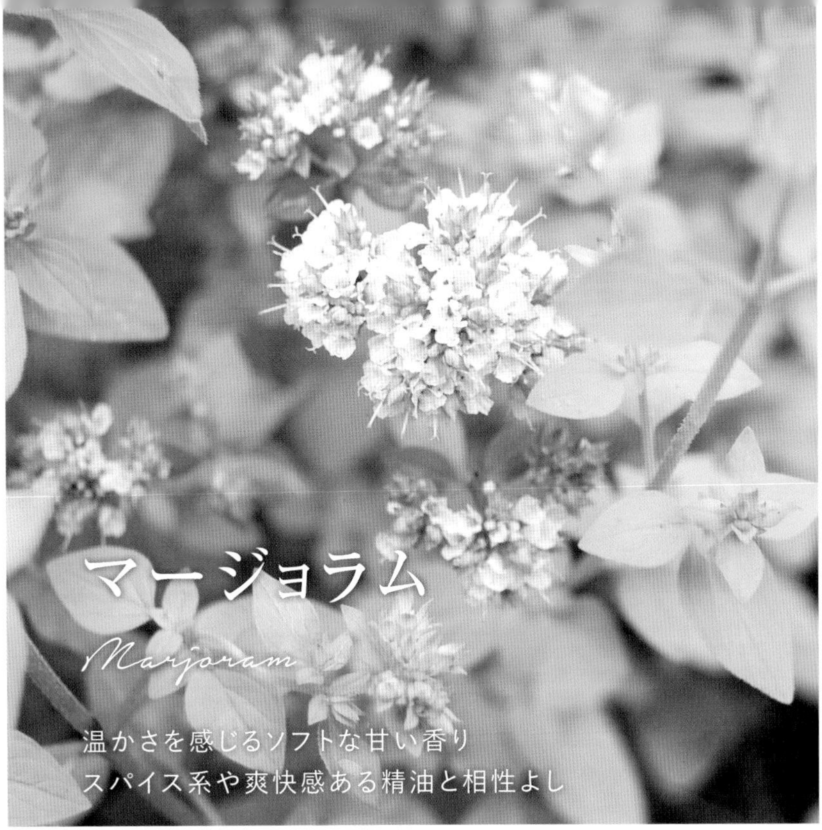

マージョラム

Marjoram

温かさを感じるソフトな甘い香り
スパイス系や爽快感ある精油と相性よし

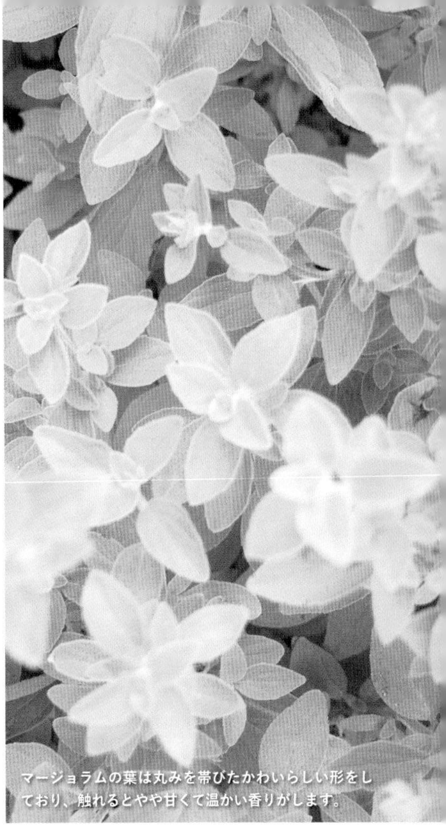

マージョラムの葉は丸みを帯びたかわいらしい形をしており、触れるとやや甘くて温かい香りがします。

TOP	TOP/MID	MIDDLE	MID/BASE	BASE
		✓		

香りの強さ	■■■□□	
相性のよい精油	TOP	オレンジスウィート／グレープフルーツ
	TOP/MID	カルダモン／ジンジャー／フランキンセンス／ペパーミント／スパイクラベンダー／ローズマリー
	MIDDLE	クラリセージ／フランキンセンス／ペティグレン
	MID/BASE	フランキンセンス
	BASE	サンダルウッド／ベティバー

学名	*Origanum majorana*
科名	シソ科
抽出部位	花が咲いた全草
精油製造法	水蒸気蒸留法
産出国・地域	地中海地方、フランス、エジプト、チュニジア
作用	血圧降下作用、抗感染作用、抗菌作用、消化促進作用、神経強壮作用、鎮けい作用、鎮静作用、鎮痛作用
化学成分	Terpinen-4-ol（アルコール類）、Sabinene（モノテルペン類）、Linalyl acetate（エステル類）、γ-Terpinene（モノテルペン類）、γ-Terpineol（アルコール類）

ブレンドのポイント　葉を含む全草から抽出される精油ですが、花のような優しく甘い香りがします。これは、ゼラニウムと似た特徴で、効能の面でも多くの共通点があります。ブレンドするときは、花のように強くなくても、すでに甘さを持った精油であることを念頭に置いておくことが大切。ペパーミントなどその甘さを引き立てるシャープさや爽快感を持つ精油、ジンジャーなどスパイス系の精油などと相性がよいようです。

心身への働き　心と体全体のバランスを整え、よりよい状態へと導きます。無気力なときにはやる気を出させ、疲労がたまっているときには癒やし、ストレスが原因の不眠にも役立ちます。喪失感や孤独感があるときや、よくない妄想をしてしまうときなどによいでしょう。ホルモンバランスを整える働きがあり、月経痛や月経不順、更年期の症状に有効。筋肉のこりや痛み、関節痛、動悸や高血圧の緩和などにも使われます。

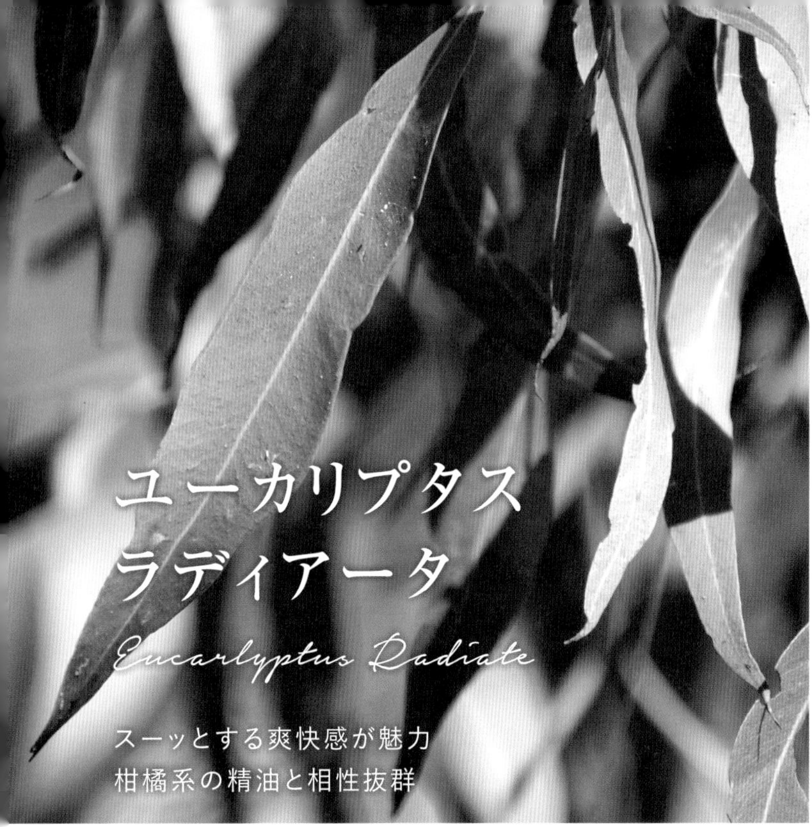

ユーカリプタス ラディアータ

Eucarlyptus Radiate

スーッとする爽快感が魅力
柑橘系の精油と相性抜群

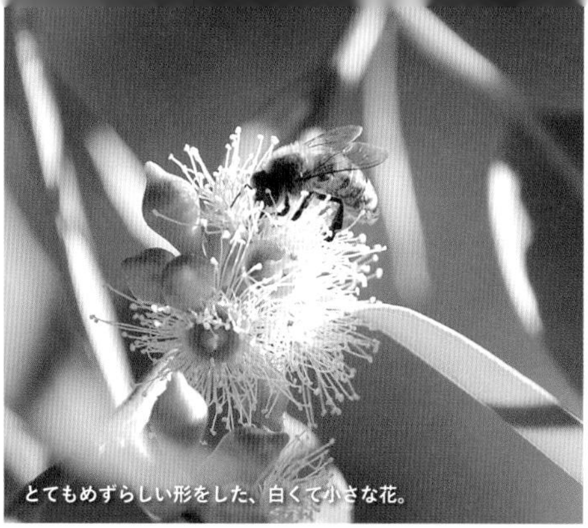

とてもめずらしい形をした、白くて小さな花。

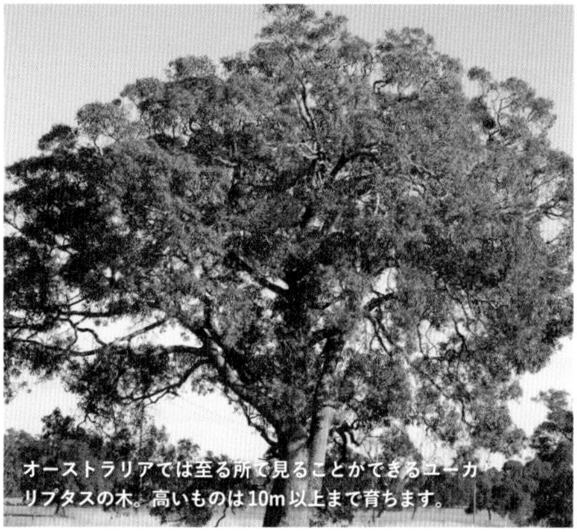

オーストラリアでは至る所で見ることができるユーカリプタスの木。高いものは10m以上まで育ちます。

TOP　**TOP/MID**　MIDDLE　MID/BASE　BASE

香りの強さ		
相性のよい精油	TOP	オレンジスウィート／グレープフルーツ／レモン
	TOP/MID	フランキンセンス／ペパーミント／レモングラス
	MIDDLE	フランキンセンス／クラリセージ／真正ラベンダー
	MID/BASE	イランイラン／ネロリ／フランキンセンス
	BASE	サンダルウッド／パチュリ

学名	*Eucalyptus radiata*
科名	フトモモ科
抽出部位	葉
精油製造法	水蒸気蒸留法
産出国・地域	オーストラリア（タスマニアを含む）
作用	去たん作用、解熱作用、血糖値低下作用、抗ウイルス作用、抗感染作用、抗菌作用、抗真菌作用、殺菌作用、循環促進作用、（呼吸器系の）鎮静作用、免疫強壮作用
化学成分	1,8 Cineole（オキサイド類）、α-Terpineol（アルコール類）、Piperitol（アルコール類）、Limonene（モノテルペン類）、α-Pinene（モノテルペン類）

ブレンドのポイント　心地よいさわやかさが魅力で、この精油を主役にするとフレッシュな印象のブレンドが完成します。とくに、柑橘系の精油全般との相性は抜群です。ユーカリプタスにはほかに、グロブルス種やシトリオドラ種がありますが、ブレンドには穏やかな香りのラディアータ種がおすすめです。この精油だけで爽快感はしっかりあるので、ブレンドするなら花や木、樹脂から抽出される精油が向いています。

心身への働き　憂うつな気分やマイナスの感情を一掃し、前向きに進めるよう心に元気を与えます。思考をクリアにするため、ひらめきを得たいときや新しいことを始めるときなどにも力を貸してくれるでしょう。呼吸器系によい働きを持つ精油で、風邪に伴うせきや鼻水、鼻づまりのほか、副鼻腔炎、慢性気管支炎などにも役立ちます。ただし、同じユーカリプタスでもシトリオドラ種には呼吸器系に対する働きはないので注意が必要です。

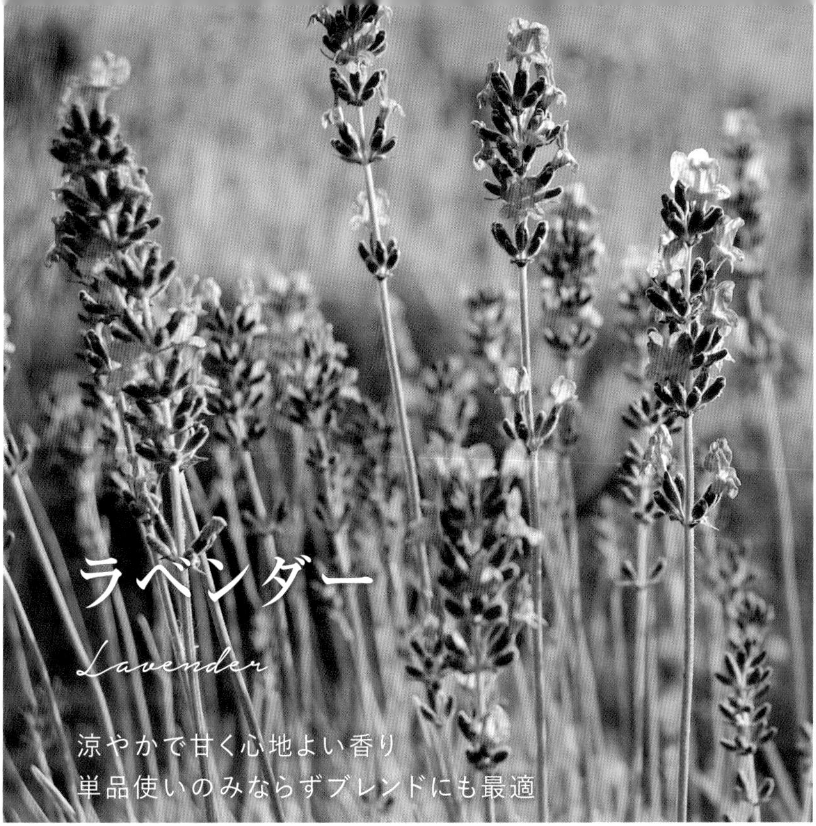

ラベンダー

Lavender

涼やかで甘く心地よい香り
単品使いのみならずブレンドにも最適

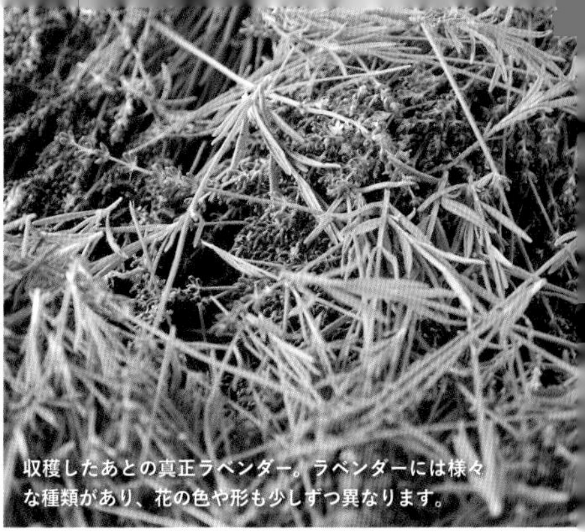

収穫したあとの真正ラベンダー。ラベンダーには様々な種類があり、花の色や形も少しずつ異なります。

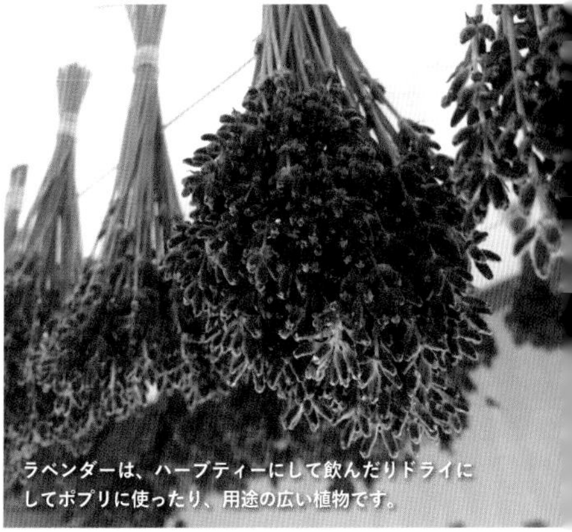

ラベンダーは、ハーブティーにして飲んだりドライにしてポプリに使ったり、用途の広い植物です。

TOP	TOP/MID (※2 ※3)	MIDDLE (※1)	MID/BASE	BASE

香りの強さ	■■■□□	
相性のよい精油	TOP	オレンジスウィート
	TOP/MID	ジンジャー／ユーカリプタスラディアータ
	MIDDLE	ゼラニウム
	MID/BASE	イランイラン／ジャスミン／ネロリ／ローズ
	BASE	サンダルウッド／パチュリ

学名	*Lavandula angustifolia*（真正ラベンダー）※1 *Lavandula latifolia*（スパイクラベンダー）※2 *Lavandula hybrida*（ラバンジン）※3
科名	シソ科
抽出部位	茎と葉
精油製造法	水蒸気蒸留法
産出国・地域	フランス、クロアチア、ブルガリア、カリフォルニア、タスマニア
作用	血圧降下作用、抗炎症作用、抗感染作用、抗菌作用、抗真菌作用、殺菌作用、鎮けい作用、鎮静作用、鎮痛作用、はんこん形成作用
化学成分	※66ページ参照

ブレンドのポイント　誰もが心地よいと感じる、涼やかで甘い香り。効能が豊富で様々な使い方ができることから、ラベンダーは単品で使用しがちですが、ブレンドの許容範囲がとても広い精油でもあります。どんどんチャレンジして、新たなラベンダーの魅力を発見してみてください。どんな精油とも相性がよいですが、あえて言えば、花の精油は甘さが過剰になる可能性があるため、ブレンディング初心者は避けたほうが無難かもしれません。

心身への働き　心にも体にも利用価値が高い「万能薬」として、世界中で利用されています。心に静けさと落ち着きを取り戻させ、気の流れをスムーズにします。鎮痛作用に優れていることから、頭痛、月経痛、筋肉痛などの様々な痛みを和らげ、やけどや日焼け、軽い傷など日常生活の中で起こりやすいトラブルに役立ちます。家庭に1本常備しておくと大活躍する精油です。

注意事項　66ページ参照

Column

3種類のラベンダー

効能豊富で汎用性も高く、世界中で愛されているラベンダー。
そのラベンダーには、代表的なものでも異なる性質の3種類があることをご存知ですか？

植物としての姿形、生育場所、香り、作用も異なる

65ページの学名の欄には、真正ラベンダー、スパイクラベンダー、ラバンジンの3種類を載せています。それぞれ種の異なる植物であり、植物としての姿形や精油の香り、注意事項も異なるため、学名を確認して購入することが大切です。一般的に「ラベンダー」として売られているのは、真正ラベンダー（トゥルーラベンダーと呼ばれることもあります）。ラバンジンは真正ラベンダーとスパイクラベンダーの交配種で、収穫量もほかの2種類に比べて10倍ほどあるので価格も手頃です。香りが近いため、高価な真正ラベンダーと安価なラバンジンを混ぜて「ラベンダー」として販売される場合があるようですが、本来異なる精油であることを認識しておきましょう。

真正ラベンダー

背丈が低くて50cmほど。標高の高い場所で生育する。

学名	*Lavandula angustifolia*
化学成分	Linalool（アルコール類）、Linalyl acetate（エステル類）、Lavandulyl acetate（エステル類）
注意事項	なし。

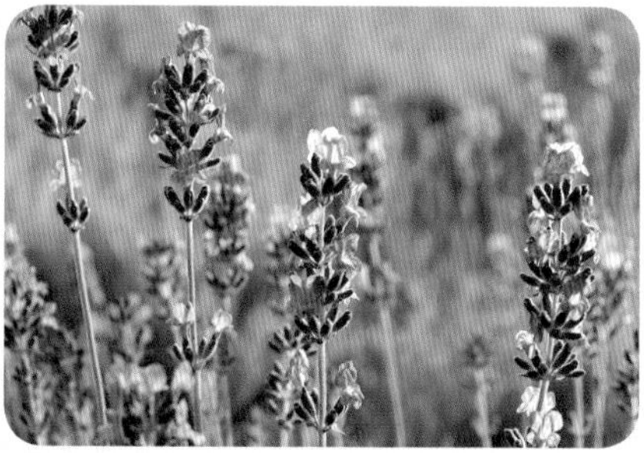

真正ラベンダー

スパイクラベンダー

真正ラベンダーとほぼ同じ地域に生育し、花の形も似ている。

学名	*Lavandula latifolia*
化学成分	Linalool（アルコール類）、1.8 Cineole（オキサイド類）、Camphor（ケトン類）
注意事項	妊娠中・授乳中・高齢者・乳幼児の使用は控える。

ラバンジン

真正ラベンダーとスパイクラベンダーの交配種。
背丈が高くて100cmほどある。標高の低い場所で生育する。

学名	*Lavandula hybrida*
化学成分	Linalool（アルコール類）、Linalyl acetate（エステル類）、Camphor（ケトン類）
注意事項	妊娠中・授乳中・高齢者・乳幼児の使用は控える。

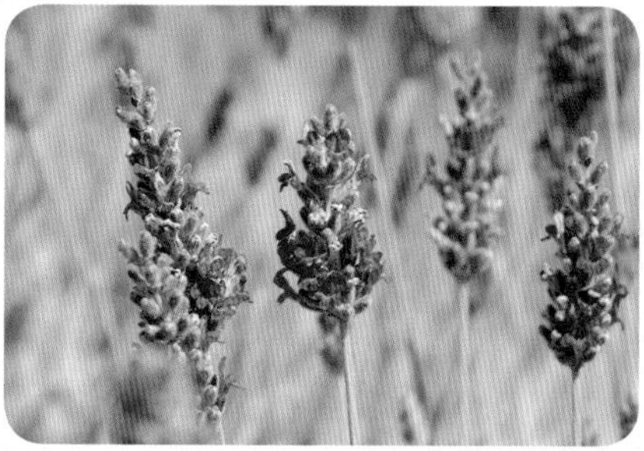

ラバンジン

レモン

Lemon

魅力的な香りながら主張は控えめ
同じ柑橘系とともに相乗効果を狙って

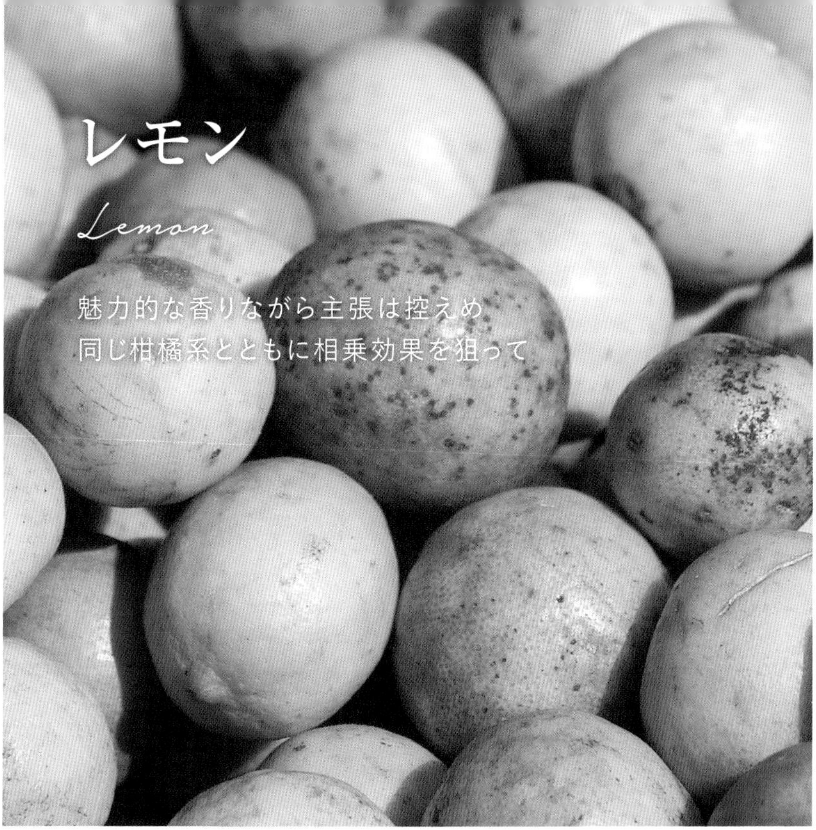

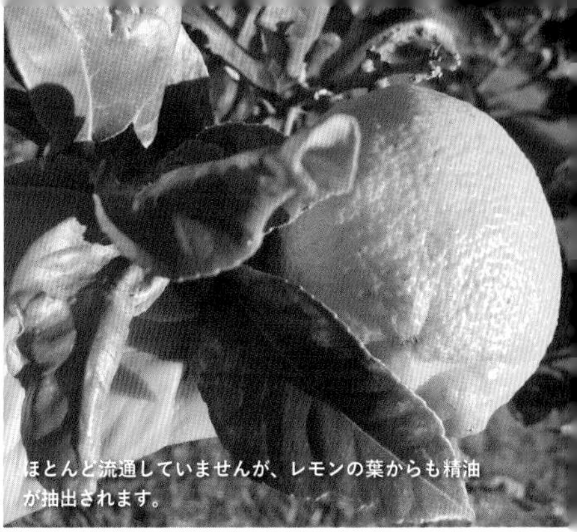

ほとんど流通していませんが、レモンの葉からも精油が抽出されます。

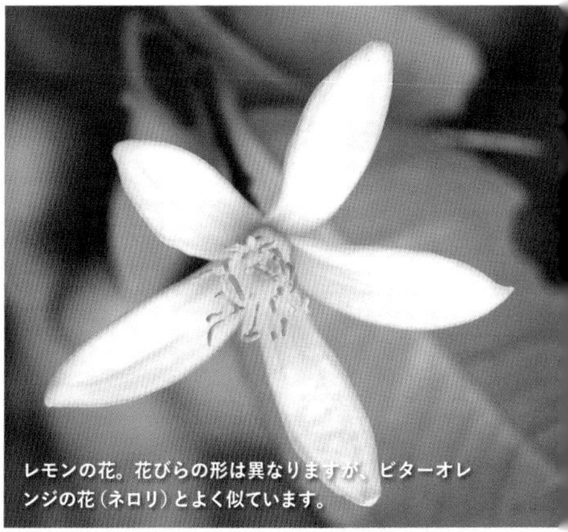

レモンの花。花びらの形は異なりますが、ビターオレンジの花（ネロリ）とよく似ています。

TOP	TOP/MID	MIDDLE	MID/BASE	BASE

香りの強さ		
相性のよい精油	TOP	オレンジスウィート／ベルガモット
	TOP/MID	ジンジャー／ティートリー／ペパーミント／レモングラス／ローズマリー
	MIDDLE	ペティグレン／マージョラム
	MID/BASE	イランイラン／ネロリ
	BASE	シダーウッド／パチュリ

学名	*Citrus limonum*
科名	ミカン科
抽出部位	果皮
精油製造法	圧搾法
産出国・地域	シシリー（南イタリア）、フロリダ、カリフォルニア、スペイン
作用	うっ滞除去作用、空気浄化作用、抗炎症作用、抗感染作用、抗菌作用、収れん作用、循環促進作用、消化促進作用、鎮けい作用、鎮静作用、リンパうっ滞除去作用
化学成分	Limonene（モノテルペン類）、β-Pinene（モノテルペン類）、γ-Terpinene（モノテルペン類）、α-Terpineol（アルコール類）、Neral（アルデヒド類）

ブレンドのポイント　誰もが親近感を持つおいしそうな柑橘の香り。そのフレッシュな香りは魅力的ですが、レモンの精油は香りが弱いため、存在感をあまり発揮しません。もし、レモンを主張させたい場合は滴数を増やすと全体のバランスがとりにくくなるため、似た香りのレモングラスや、同じ柑橘系のオレンジスウィートまたはベルガモットを一緒に使って、相乗効果で香りを強くするのがブレンドを失敗させないコツです。

心身への働き　集中力をアップしたいとき、リフレッシュしたいとき、気持ちを明るく保ちたいときにおすすめ。感情の混乱や不安を鎮めて、安心して前進できるよう励ましてくれます。浄化と解毒に優れた精油であり、リンパの流れをよくするほか、肥満やセルライト、脂質異常症、動脈硬化症などにも利用されます。吐き気、頭痛、不眠症の改善の助けにもなり、部屋の中にスプレー（78ページ参照）すると空気の浄化にもなります。

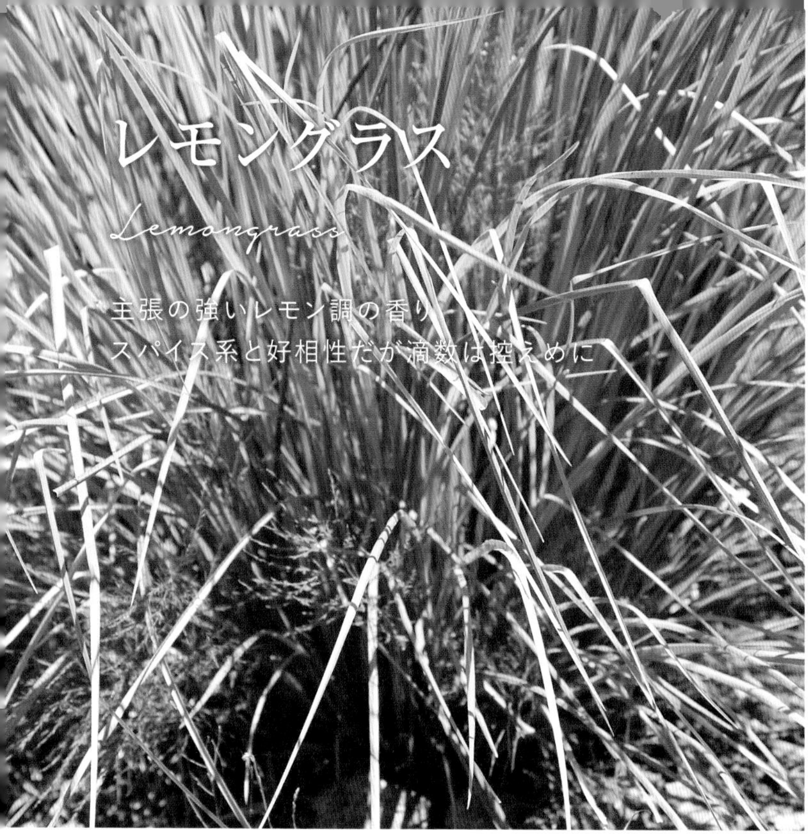

レモングラス

Lemongrass

主張の強いレモン調の香り
スパイス系と好相性だが滴数は控えめに

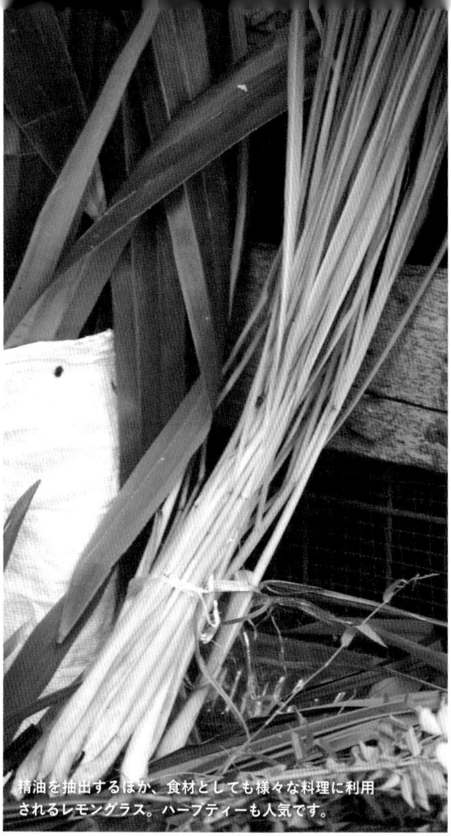

精油を抽出するほか、食材としても様々な料理に利用されるレモングラス。ハーブティーも人気です。

TOP	TOP/MID	MIDDLE	MID/BASE	BASE

香りの強さ		
相性のよい精油	TOP	オレンジスウィート/サイプレス/レモン
	TOP/MID	サイプレス/シナモンリーフ/ジュニパーベリー/ジンジャー/クローブ/ブラックペッパー
	MIDDLE	サイプレス/ゼラニウム/真正ラベンダー
	MID/BASE	イランイラン/サイプレス/ネロリ
	BASE	サンダルウッド/パチュリ

学名	*Cymbopogon citratus*
科名	イネ科
抽出部位	葉
精油製造法	水蒸気蒸留法
産出国・地域	西インド、アフリカ、アジア
作用	強壮作用、抗うつ作用、抗菌作用、殺虫作用、刺激作用、消化促進作用、鎮静作用、虫除け作用、利尿作用
化学成分	Geranial(アルデヒド類)、Neral(アルデヒド類)、β-Myrcene(モノテルペン類)

ブレンドのポイント　レモンに似たさわやかな香りがします。レモングラスはトムヤムクンをはじめ、エスニック料理に活躍する食材なので、口にしたことがある方も多いでしょう。料理と同じく、精油のブレンドもスパイス系の精油とよく合います。想像以上に主張が強いため滴数は控えめに。滴数を多くすると、どの精油と混ぜてもアジアンテイストな香りになってしまうので、注意が必要です。

心身への働き　心の中のモヤモヤや迷い、精神的な疲労を払拭してすっきり明瞭に、エネルギーを与えてくれます。身体的にも強壮作用、刺激作用があり、肉体疲労や筋肉痛などの緩和に役立ちます。肌にハリを与えたり、毛穴を引き締めたりするなど美容に役立つ働きも。水虫の方は、足浴で利用すると症状を和らげます。パチュリとブレンドして芳香浴をしたりスプレー(78ページ参照)などを作ったりすれば、虫除けに活躍します。

注意事項　※皮膚刺激があるため希釈濃度 1%以下(87ページ参照)で使用してください。※妊娠中の使用は控えてください。

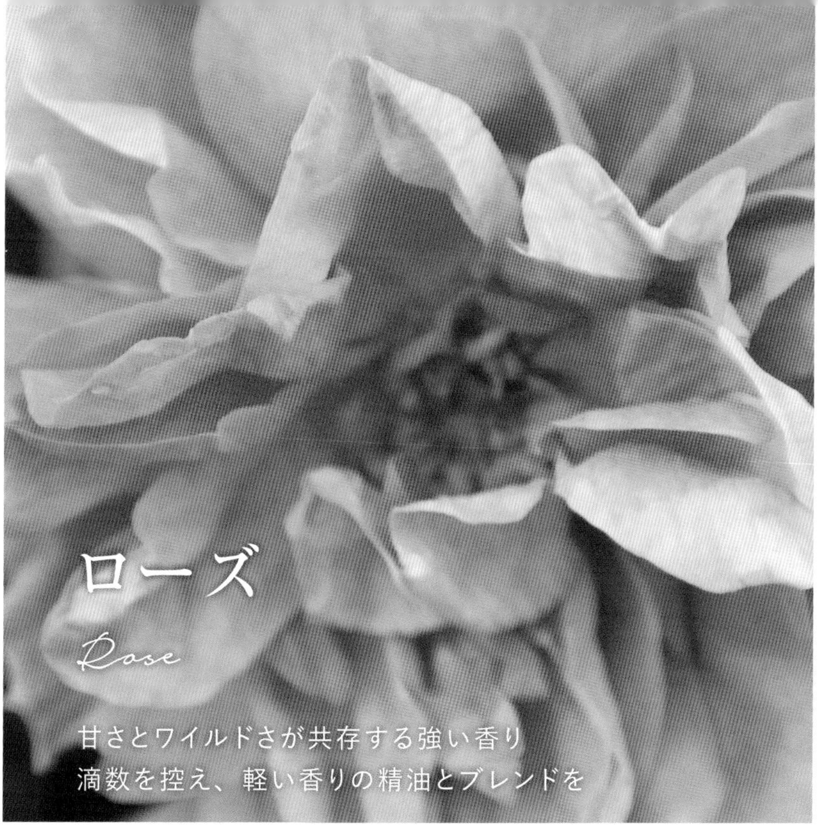

ローズ

Rose

甘さとワイルドさが共存する強い香り
滴数を控え、軽い香りの精油とブレンドを

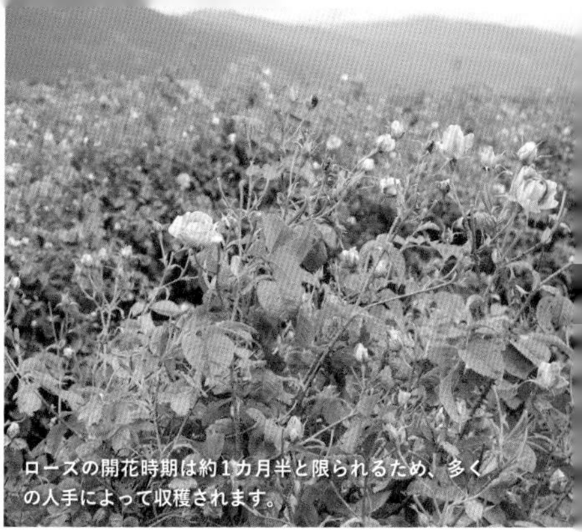

ローズの開花時期は約1カ月半と限られるため、多くの人手によって収穫されます。

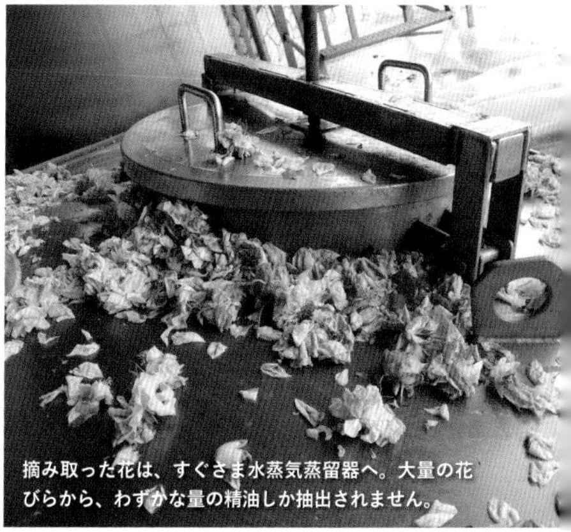

摘み取った花は、すぐさま水蒸気蒸留器へ。大量の花びらから、わずかな量の精油しか抽出されません。

TOP　TOP/MID　MIDDLE　**MID/BASE**　BASE

香りの強さ	■■■■■	
相性のよい精油	TOP	オレンジスウィート / グレープフルーツ
	TOP/MID	ジュニパーベリー / ペパーミント
	MIDDLE	カモミールローマン / ゼラニウム / 真正ラベンダー
	MID/BASE	イランイラン / ジャスミン / ネロリ
	BASE	サンダルウッド / パチュリ / ベティバー

学名	*Rosa damascena*
科名	バラ科
抽出部位	花
精油製造法	水蒸気蒸留法（ローズ オットー）、溶剤抽出法（ローズ アブソリュート）
産出国・地域	ブルガリア、トルコ、フランス、イラン
作用	抗うつ作用、抗炎症作用、抗感染作用、抗菌作用、催淫作用、収れん作用、神経強壮作用、鎮静作用、ホルモンバランス調整作用
化学成分	ローズ オットー：Citronellol（アルコール類）、Geraniol（アルコール類）、Nerol（アルコール類） ローズ アブソリュート：2-Phenylethanol（アルコール類）、Citronellol（アルコール類）、Geraniol（アルコール類）

ブレンドのポイント　自然の植物から得られたローズの精油は、甘い花の香りとワイルドなグリーンっぽさが共存します。はじめてその香りを嗅ぐと、化学香料で人工的に作られた華やかなローズの香りと違いすぎるため、戸惑う方も少なくありません。まずはその先入観を捨て、ローズ本来の香りを堪能しましょう。香りが強く、存在感があるため、滴数は控えめに。ブレンドするのは軽めの香りの精油がおすすめです。

心身への働き　私たちを温かく包み込み、感情の中心に深く影響を与えるローズ。神経が過敏になっているとき、動悸が治まらないとき、眠れないときなどに加え、月経や更年期にまつわる様々な症状の緩和にも役立つでしょう。スキンケアに有効な成分を含み、炎症、乾燥、吹き出物などの改善を促すため、化粧品にも多用されています。

注意事項　※妊娠中の使用は控えてください（ただし、36週目より使用可能です）。※溶剤抽出法で得られるローズ アブソリュートは、皮膚に塗布するケアには使用しないでください。

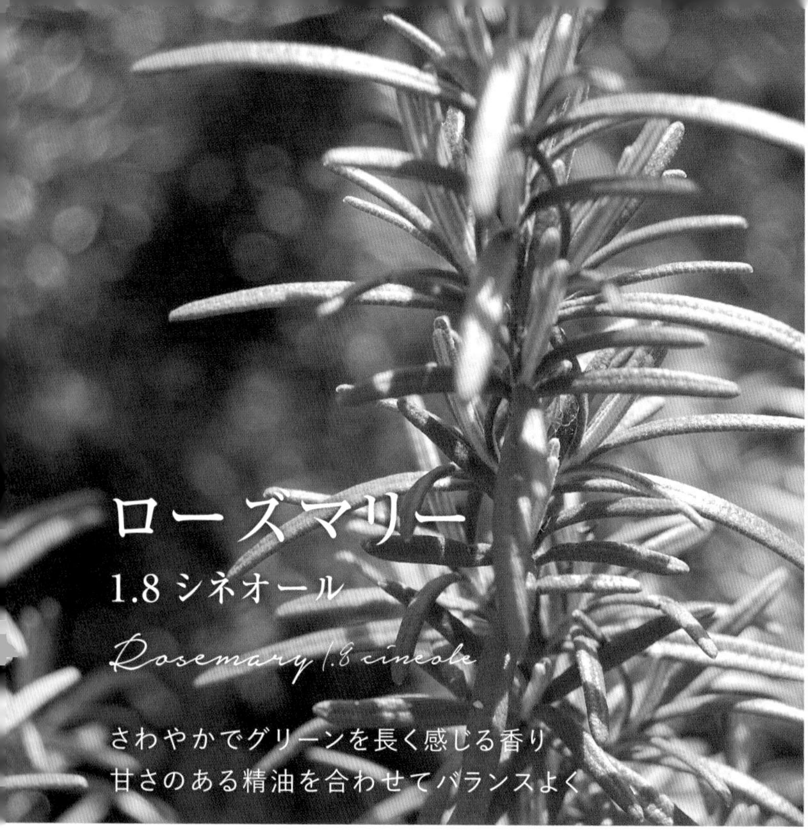

ローズマリー 1.8シネオール

Rosemary 1.8 cineole

さわやかでグリーンを長く感じる香り
甘さのある精油を合わせてバランスよく

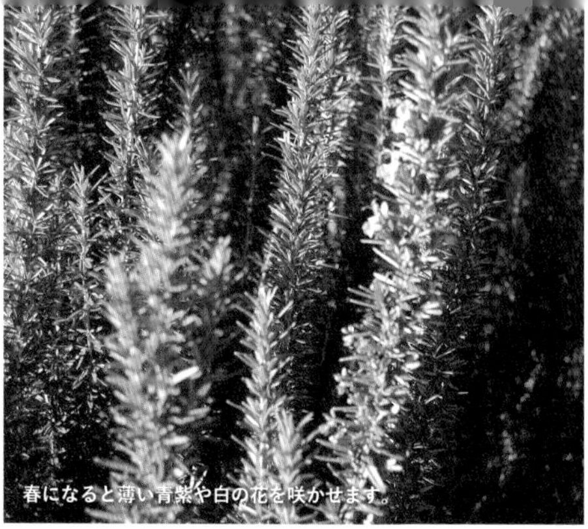

春になると薄い青紫や白の花を咲かせます。

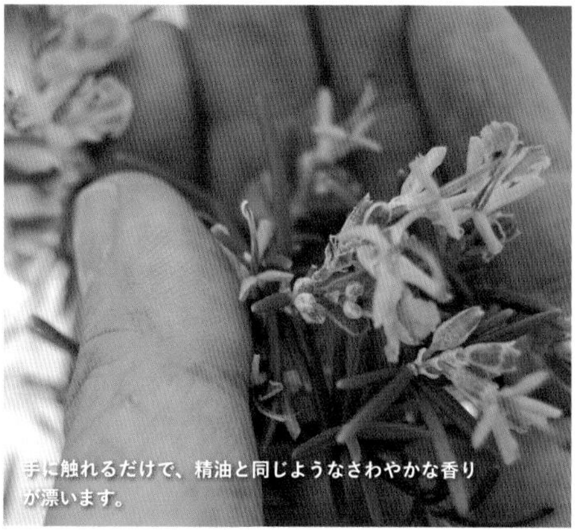

手に触れるだけで、精油と同じようなさわやかな香りが漂います。

TOP	TOP/MID	MIDDLE	MID/BASE	BASE
	▔▔▔			

香りの強さ	■■	
相性のよい精油	TOP	グレープフルーツ / サイプレス / ベルガモット
	TOP/MID	サイプレス / フランキンセンス / ペパーミント
	MIDDLE	サイプレス / ゼラニウム / フランキンセンス
	MID/BASE	サイプレス / ネロリ / フランキンセンス
	BASE	サンダルウッド / パチュリ / ベティバー

学名	*Rosemarinus officinalis ct 1.8 cineole*
科名	シソ科
抽出部位	葉、枝
精油製造法	水蒸気蒸留法
産出国・地域	チュニジア、スペイン、モロッコ、フランス、地中海地方
作用	血圧上昇作用、月経調整作用、抗感染作用、抗菌作用、抗真菌作用、抗リウマチ作用、循環促進作用、消化促進作用、神経強壮作用、性的強壮作用、鎮けい作用
化学成分	1.8 Cineole（オキサイド類）、Camphor（ケトン類）、α-Pinene（モノテルペン類）、β-Pinene（モノテルペン類）

ブレンドのポイント　スーッとするさわやかな香りが鼻の奥に留まり、グリーンっぽさを長く感じます。同様にシャープな印象の香りの精油と合わせると、ローズマリーのよさが消えてしまうため、少し甘さを感じるくらいの精油がバランスよくまとまります。ローズマリーはケモタイプ（右ページ参照）の精油で、ほかにカンファーやベルベノンがありますが、一番手に入りやすくブレンドに活用しやすいのが1.8シネオールです。

心身への働き　「自信を高めるハーブ」として広く知られ、勇気と強さを与えます。無気力や憂うつな気分が続くとき、迷いがあるときに利用すると、活力を与えてくれるでしょう。また、集中力をアップしたいときにもおすすめです。身体的な機能を活性化させ、低血圧や手足の冷えの改善など、幅広く活躍します。筋肉の強壮にもなり、肩こりやこむらがえりなどにも有効です。

注意事項　※妊娠中、授乳中、乳幼児、高齢者、高血圧の方の使用に注意が必要です。

Column

ケモタイプの精油って何？

精油について学んでいくと耳にするのが「ケモタイプ」という言葉。
どのような意味なのか確認しておきましょう。

植物の生育状況によって含有成分が異なる精油

植物の中には、学術上の分類では同じものでも、生育状況（天候、土壌、水など）によって、含まれる成分が大きく異なる場合があります。必然的にそれらの植物から抽出される精油は、性質も心身への働き方も違ってきます。そのような精油のことを「ケモタイプ」と呼び、代表的なものではローズマリーやタイムがあります。アロマセラピー専門店に行くと、これらのケモタイプの精油が売られているので、一度自分の目や鼻で確認してみるとよいでしょう。

ケモタイプの精油は、学名を見るとわかります。学名のあとにct（chemotypeの略）が入り、その後に化学成分がきます。ユーカリプタス（64ページ参照）やラベンダー（65ページ参照）にもたくさんの種類がありますが、これらは学名が違うため違う種の植物ということであり、ケモタイプの精油ではありません。左ページでは、「ローズマリー 1.8シネオール」を紹介していますが、ローズマリーの中でもこの「1.8シネオール」が香りも穏やか。タイムは「リナロール」が扱いやすいのでおすすめです。

ローズマリー

ローズマリー 1.8シネオールの表記

Rosemarinus officinalis ct 1.8 cineole

ローズマリーの学名
ケモタイプ（chemotype）の略
1.8シネオールが多く含まれている

ローズマリー カンファーの表記

Rosemarinus officinalis ct camphor

ローズマリーの学名
ケモタイプ（chemotype）の略
カンファーが多く含まれている

ローズマリー ベルベノンの表記

Rosemarinus officinalis ct verbenone

ローズマリーの学名
ケモタイプ（chemotype）の略
ベルベノンが多く含まれている

タイム

タイム リナロールの表記

Thymus vulgaris ct linalool

タイムの学名
ケモタイプ（chemotype）の略
リナロールが多く含まれている

タイム ゲラニオールの表記

Thymus vulgaris ct geraniol

タイムの学名
ケモタイプ（chemotype）の略
ゲラニオールが多く含まれている

タイム チモールの表記

Thymus vulgaris ct thymol

タイムの学名
ケモタイプ（chemotype）の略
チモールが多く含まれている

Essential oils for spicy scents

隠し味となってブレンドに深みを増す スパイス系の精油

料理を作る際、少しスパイスを加えたらぐんとおいしくなった、という経験をお持ちの方も多いでしょう。精油のブレンドも同じで、スパイス系の精油を少量加えるだけで香りに深みが増す場合が多々あります。ここでは、そんな脇役ながらいい仕事をする、スパイス系の精油をまとめて紹介します。

カルダモン

Cardamon

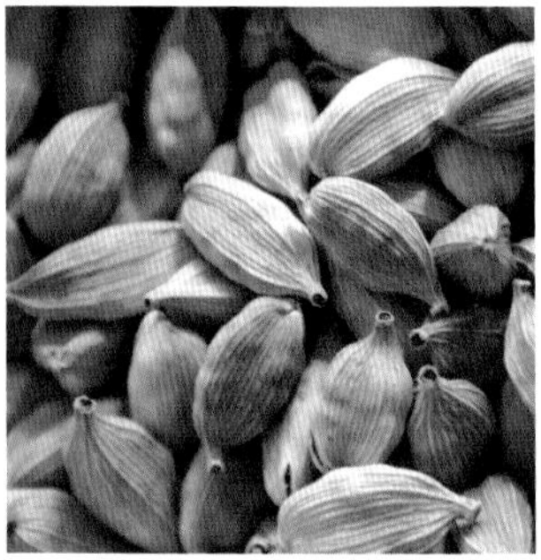

TOP｜**TOP/MID**｜MIDDLE｜MID/BASE｜BASE

香りの強さ	
学名	*Elettaria cardamomum*
科名	ショウガ科
抽出部位	種子
精油製造法	水蒸気蒸留法
産出国	スリランカ、北インド、ラオス、グアテマラ
作用	去たん作用、催淫作用、循環促進作用、消化促進作用、神経強壮作用、鎮けい作用、鎮静作用

ブレンドのポイント　チャイの原料となる植物で、甘い香りが特徴。甘さのある精油とも苦味のある精油とも合うのでブレンドに重宝します。ただ、パワフルなトップ・ミドルなので、滴数を多くするとトップとミドルの香りを消してしまうので注意を。

心身への働き　脳と神経系の強壮剤であり、精神的な疲労を癒やす精油です。集中力を上げるように助け、不安や緊張を和らげてリラックスさせます。身体的には消化器系の症状全般によく、消化不良や吐き気、けいれんを和らげる働きがあります。

クローブ

Clove

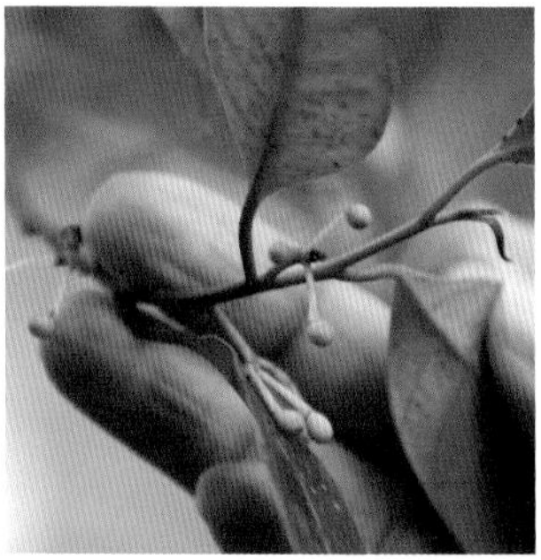

TOP｜**TOP/MID**｜MIDDLE｜MID/BASE｜BASE

香りの強さ	
学名	*Syzygium aromaticum*
科名	フトモモ科
抽出部位	つぼみ
精油製造法	水蒸気蒸留法
産出国	スリランカ、インドネシア、フィリピン、東南アジア、インド
作用	健胃作用、抗ウイルス作用、抗菌作用、殺菌作用、刺激作用、鎮けい作用、鎮静作用、鎮痛作用

ブレンドのポイント　スパイシーと言うより、歯医者さんの匂いと言ったほうがピンとくるかもしれません。甘さのある精油と相性がよく、クリスマスの雰囲気を出したいときにおすすめです。ただし、ブレンドの比率は5%以下に抑えましょう。

心身への働き　心身ともに、よい意味で刺激と緊張感を与える精油で、気合いが入らないような場合におすすめ。風邪やインフルエンザなどの感染症に大いに役立ちます。

注意事項　※妊娠中・授乳中の使用は控えてください。
※皮膚刺激を感じる場合があります。

シナモンリーフ

Cinnamon, Leaf

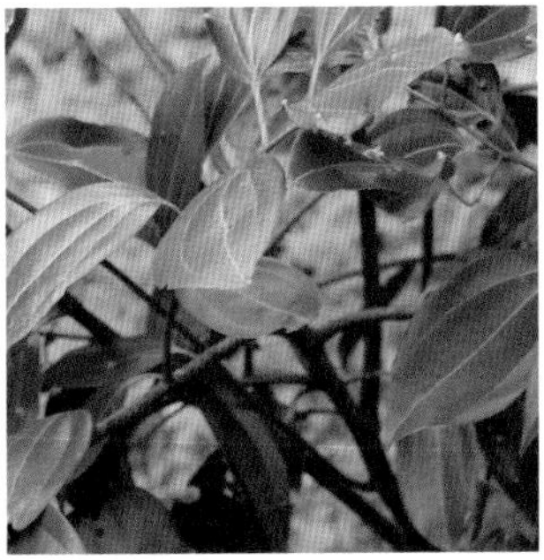

TOP　TOP/MID　MIDDLE　MID/BASE　BASE

香りの強さ	
学名	*Cinnamomum zeylanicum*
科名	クスノキ科
抽出部位	葉、木部
精油製造法	水蒸気蒸留法
産出国	インド、マダガスカル
作用	抗菌作用、殺菌作用、刺激作用、循環促進作用、鎮けい作用、鎮静作用、鎮痛作用

ブレンドのポイント　甘さと苦味がゆっくり感じられ、幅広いタイプの精油とブレンドが楽しめます。日本人にとっても身近なスパイスの香りなので、つい滴数を多めにしがちですが、存在感が強くなるためブレンドの比率は5%以下に抑えましょう。

心身への働き　心身を温めて包み込むような働きがあります。孤独感、無気力、憂うつを感じるときに程よい刺激を与え、体の循環を活性化させます。

注意事項　※妊娠中・授乳中の使用は控えてください。
※皮膚刺激を感じる場合があります。

ジンジャー

Ginger

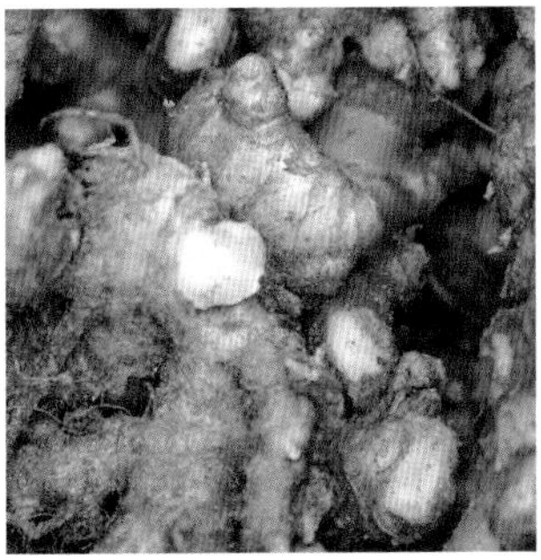

TOP　TOP/MID　MIDDLE　MID/BASE　BASE

香りの強さ	
学名	*Zingiber officinale*
科名	ショウガ科
抽出部位	根茎
精油製造法	水蒸気蒸留法
産出国	ジャマイカ、インド、日本、中国、マレーシア、オーストラリア
作用	引赤作用、強肝作用、去たん作用、催淫作用、循環促進作用、消化促進作用、食欲増進作用、バランス作用

ブレンドのポイント　フレッシュな生姜の香りで、甘さや優しさが感じられます。個性はありますが、ブレンドする相手は選ばずマルチに活躍します。中でもユーカリプタス シトリオドラ、レモン、レモングラスなどレモン調の香りの精油と相性抜群です。

心身への働き　自信や心の強さ、決断力を復活させる精油です。血液循環をよくし、冷えを和らげたり、疲労、筋肉痛、関節炎、腰痛を癒やしたりします。

注意事項　※肌に塗布したあと2時間は、肌を直射日光に当てないでください。

ブラックペッパー

Pepper, Black

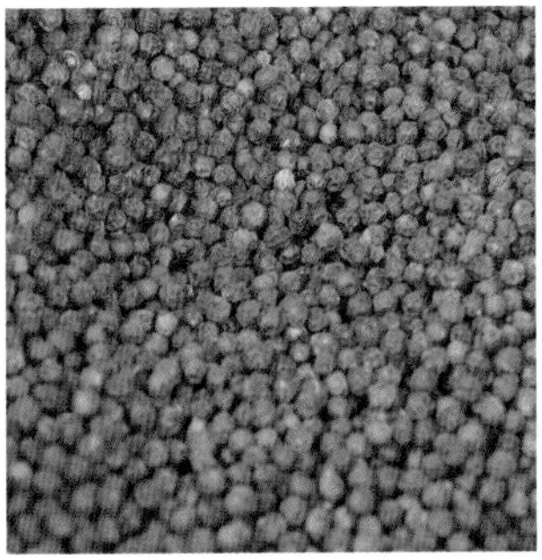

TOP　TOP/MID　MIDDLE　MID/BASE　BASE

香りの強さ	
学名	*Piper nigrum*
科名	コショウ科
抽出部位	果実・種子
精油製造法	水蒸気蒸留法
産出国	マダガスカル、インドネシア、南インド
作用	引赤作用、抗感染作用、抗菌作用、循環促進作用、消化促進作用、鎮けい作用、鎮静作用

ブレンドのポイント　老若男女に好まれるクセのない落ち着いた香りです。主張がとても弱いため、量を多めに入れないと存在感を発揮しません。収穫時期の違いでホワイトペッパーやレッドペッパーなどの精油もあり、香りも成分も多少異なります。

心身への働き　心身を解放し、体全体の循環を促します。プレッシャーを感じているとき、緊張が続いているときなどに利用するとよいでしょう。身体的には代謝や循環の悪さを補い、消化不良、便秘、膨満感、筋肉痛など広く用いられます。

column

農家旅行記　ブルガリア編

人手と時間をかけて抽出されるローズの精油

Rose otto in Bulgaria

ローズの世界的産地であるブルガリア。
満開のローズ畑は圧巻の美しさです。
そのローズから精油を抽出するためには、
多くの時間と労働力がかけられています。

農家の方との温かい触れ合いが心の支え

美しい民族衣装を着た女性たちがカゴを抱え、楽しそうにローズを収穫している――みなさんはこのような光景をテレビや本などで目にしたことがあるのではないでしょうか。夢を壊すようですが、これは観光的な一場面にすぎず、精油を抽出するための作業は時間との戦いであり、労力と技術を要する過酷なものです。私はこれまで、ブルガリアで4軒のローズ農家を訪れました。ちょうど収穫の時期で、どの農家も大変な農作業の真っ只中ではありましたが、とても温かい笑顔で迎えてくださり、「心」にも触れることができました。そんなひとときが、私に「この人たちが作ってくれた精油を大切に扱おう」と決心させます。

蒸留器6台を24時間フル稼働させて抽出

たくさんある精油の中でもローズの精油が高価なのは、ご存知の通りです。かつては金と同じくらい価値あるものとして、厳重に取り扱われていたとか。

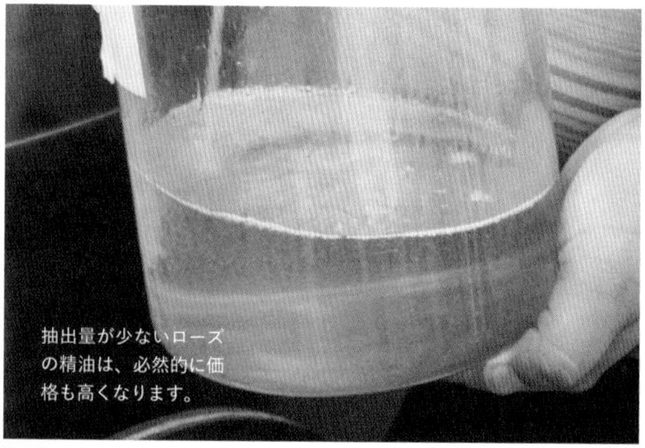

抽出量が少ないローズの精油は、必然的に価格も高くなります。

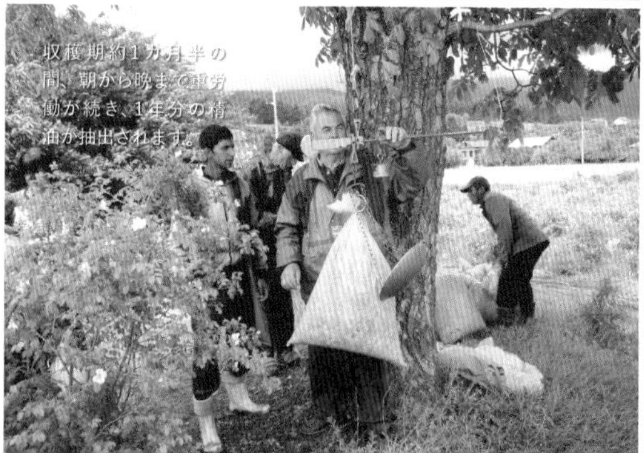

収穫期約1カ月半の間、朝から晩まで重労働が続き、1年分の精油が抽出されます。

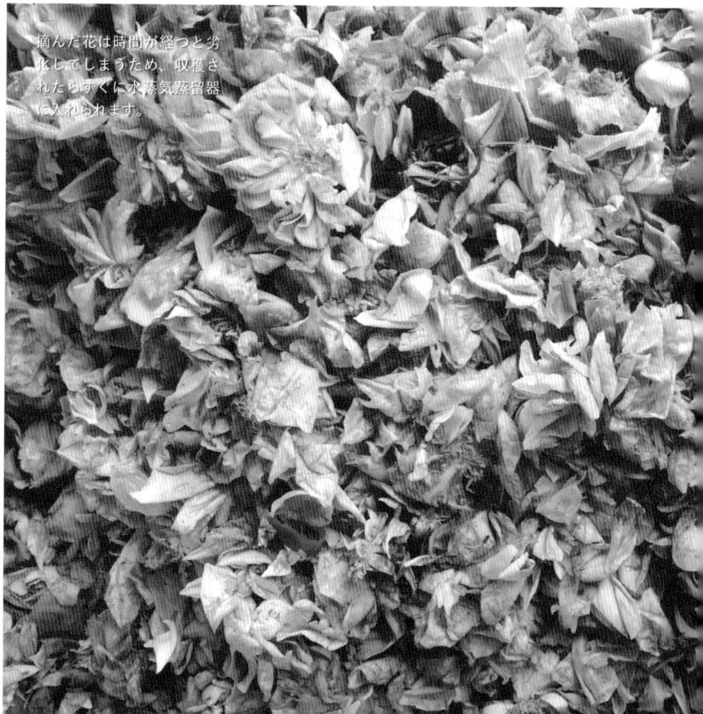

摘んだ花は時間が経つと劣化してしまうため、収穫されたらすぐに水蒸気蒸留器に入れられます。

今でも、農家は抽出後のローズの精油を鍵のかかる場所で保管しています。ローズの精油の抽出には、水蒸気蒸留法と溶剤抽出法が使われますが、主流は水蒸気蒸留法。農家1軒あたり、６台以上の水蒸気蒸留器を所持しています。なぜなら、ほかの植物は1台の蒸留器でも十分な量の精油が抽出できますが、ローズの精油は抽出量が少ないため、一度に６台前後を可動させないと、十分な量の精油を得られないから。しかも収穫時期には24時間ノンストップで稼働させます。

プロは1時間で60 ～ 90kgの花を収穫

ローズ オットーの精油は、１カ月半の間、蒸留器をフル稼働させて、１年分の販売量が抽出されます。さらに驚くのは、ローズの精油１㎖を抽出するためには、約1000個ものローズの花が必要だということです。１ℓの精油には約100万個を要しますから、年間販売量の精油（約80kg）のために途方もない数を収穫するわけです。私も収穫を体験したのですが、どう頑張っても１時間に摘めるローズの花の重さは２kg前後（約570個）です。もちろんそれでは目標に届くわけはなく、農場で働くプロたちは１時間で60 ～ 90kgの花を収穫します。そのスピードで収穫し、蒸留器を24時間稼働しないと、一番よい抽出時期を逃します。

労働に見合ったローズの精油価格

ローズの収穫に機械は使えず、すべて手作業で行われます。手にトゲが刺さることもありますが、それをいちいち気にして中断している暇はありません。なぜなら、摘みたての最も香りの強い状態で蒸留器に入れないと、香りの質が落ちるからです。まさに、ローズの精油抽出は時間との戦い。このような過程を経て抽出されたローズの精油は、ほかの精油と比べると、6 ～ 10倍程度の価格がつけられます。それは労働に見合った価格ということです。私たちが、優雅で華やかな香りを楽しむことができるのは、重労働で支える方たちあってこそ。そのことを忘れないようにして精油を使いたいものです。

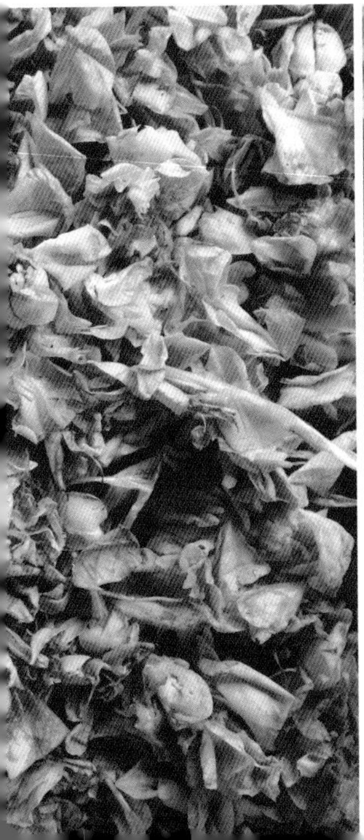

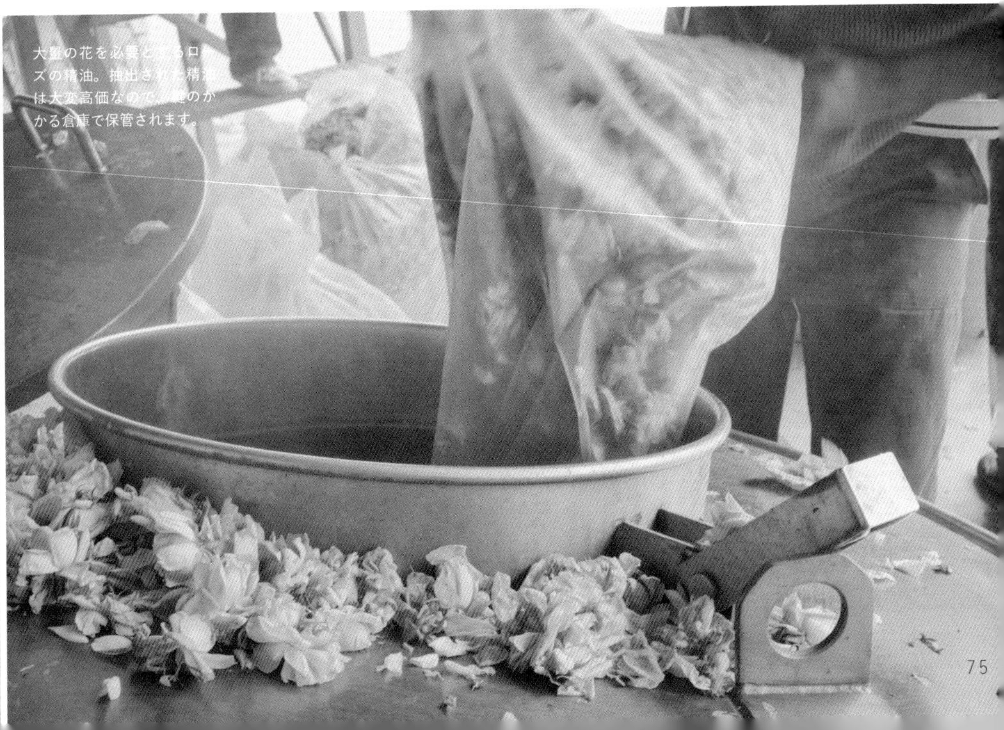

大量の花を必要とするローズの精油。抽出された精油は大変高価なので、鍵のかかる倉庫で保管されます。

Chapter.3

精油の活用方法

How to use essential oils

お気に入りのブレンドができたら、さっそく使ってみましょう。
精油の活用方法、つまりアロマセラピーの楽しみ方には
様々な方法があります。
同じ部屋にいる人々と同じ香りを楽しみたいなら
ディフューザーを使った芳香浴。
香りでリラックスしたいならアロマバス。
自分だけのオリジナルの香りを常に身に着けたいなら
練り香水やオーデコロン。
ライフスタイルや好みに合わせて、自由に楽しんでください。

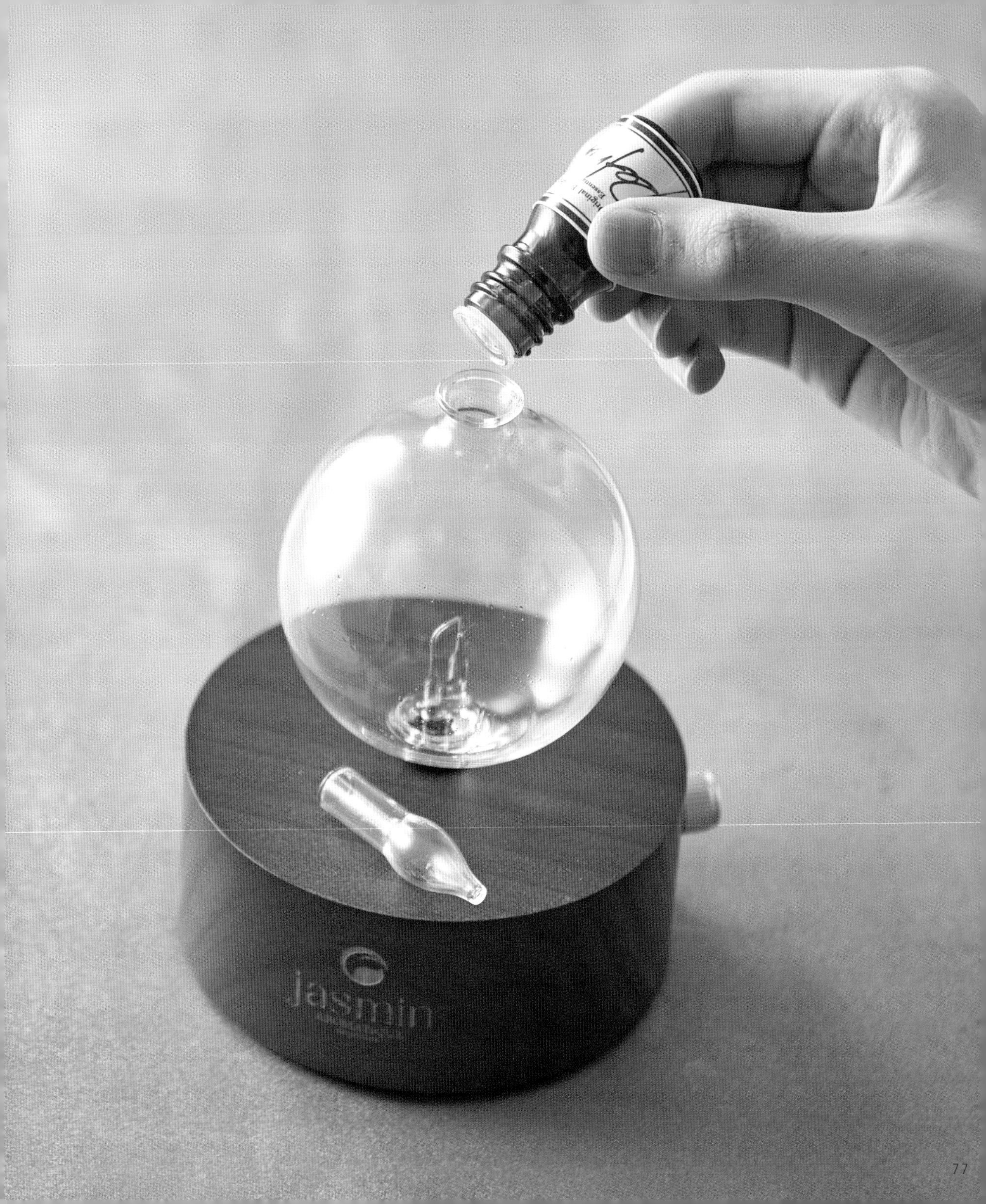
jasmin

芳香浴

Aroma diffuse

精油の香りを空気中に拡散する芳香浴。アロマセラピーの中でも、最も簡単な方法で、同じ空間にいる方とともに香りを楽しむことができます。専用の器具を使ったり、身近なものを利用したり、自分に合った方法で実践してください。

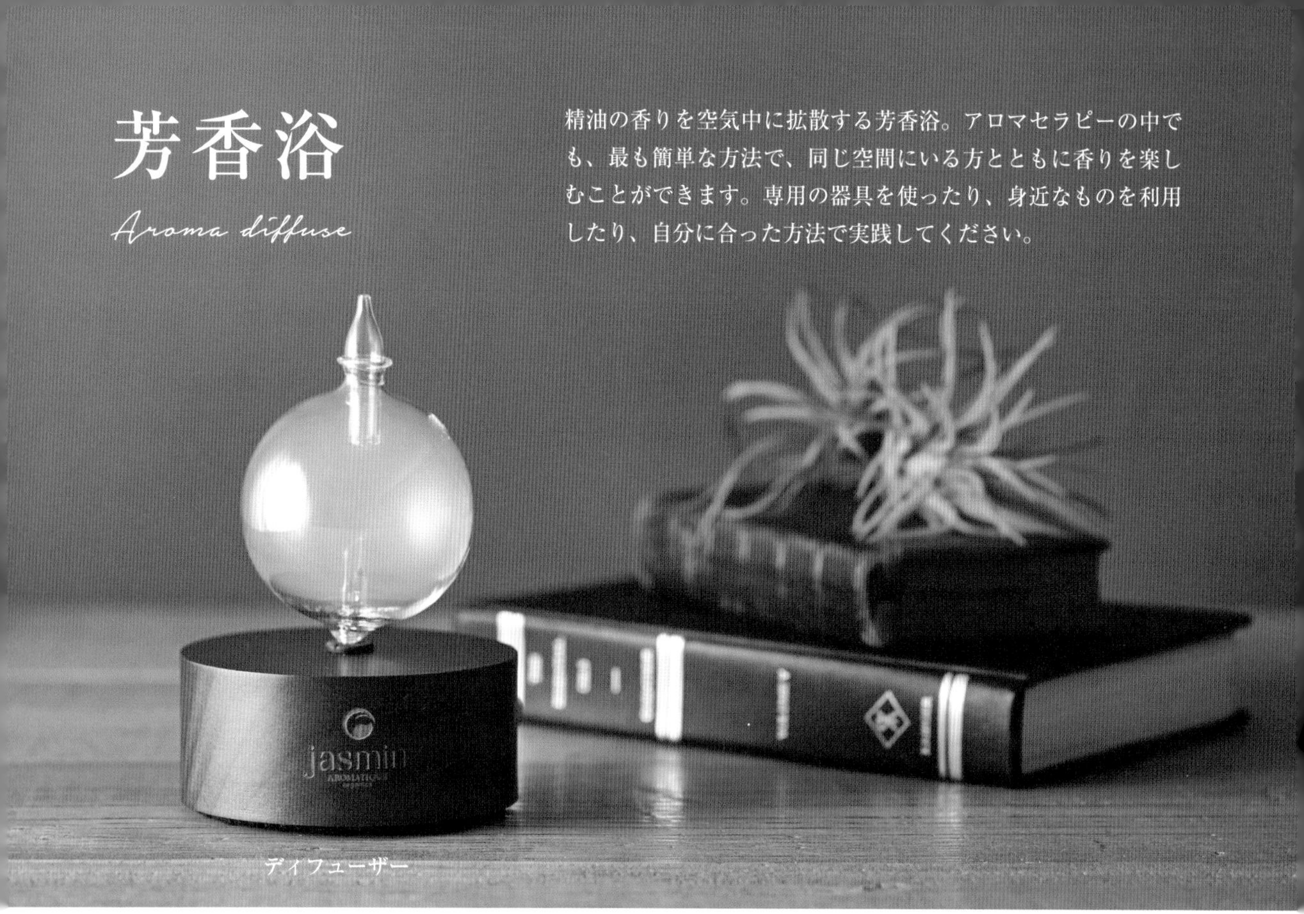

ディフューザー

ディフューザー

Diffuser

超音波の振動を利用したり、内蔵されたファンを利用したりして香りを拡散させるディフューザー。広い空間で香らせることができるのが、最大のメリットです。芳香浴専用の器具はほかにも、キャンドルの灯りで精油を揮発させるオイルウォーマー（アロマポット）、電気の熱を利用するアロマライトなどがあります。ただし、精油は引火性があって熱にも弱いため、ディフューザーの使用をおすすめします。

〈使い方〉

各器具の取扱説明書にしたがってください。

スプレー

Spray

水と精油を混ぜるだけでできる、簡単なルームスプレーを作り、空気中に噴いて香りを楽しみましょう。携帯にも便利なので、お気に入りの香りのブレンドができたら、旅先のホテルなどでも利用してみてください。

〈スプレーの作り方〉

① 遮光瓶のスプレーボトルを準備し、水（50mℓ）を入れる。
② 精油を20～30滴入れる。
③ 使用する前によく振って、スプレーする。

〈注意〉

※人に向けてスプレーしないでください。
※家具や布にスプレーすると変色する場合があります。

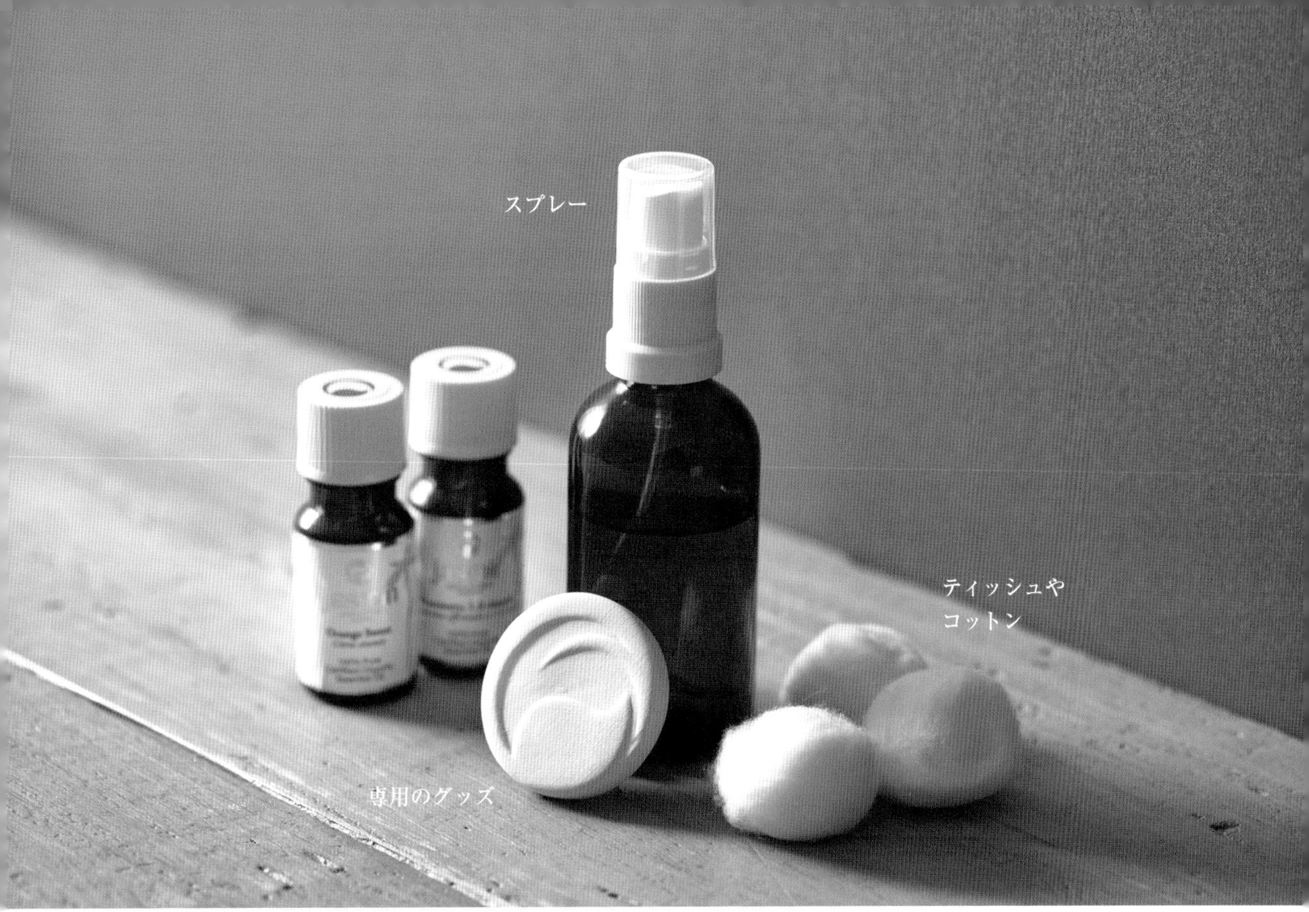

ティッシュやコットン

Tissue & Cotton

精油をティッシュやコットンに垂らしてそばに置くだけで、ほんのりといい香りが漂います。香りを楽しめるのは狭い範囲ですが、とても簡単で便利。オフィスのデスクや就寝時の枕元に置くのもおすすめです。

〈使い方〉
ティッシュやコットンに精油を2〜6滴垂らして、近くに置きます。

専用のグッズ

Aroma Goods

素焼きや木でできた専用の置物に精油を垂らします。これらのグッズはアロマセラピー専門店などで購入できます。狭い範囲ですが、ほんのり香りが漂います。玄関や洗面所などに置くのもよいでしょう。

〈使い方〉
専用のグッズに精油を2〜6滴垂らして、香りを漂わせたいところに置きます。

アロマバス

Aroma bath

浴槽のお湯に精油を混ぜ、体を浸けるのがアロマバスです。精油の香りを楽しみながら、皮膚からもその効能を得ることができます。温かいお湯に体を浸けることで、リラクゼーション効果も高まります。

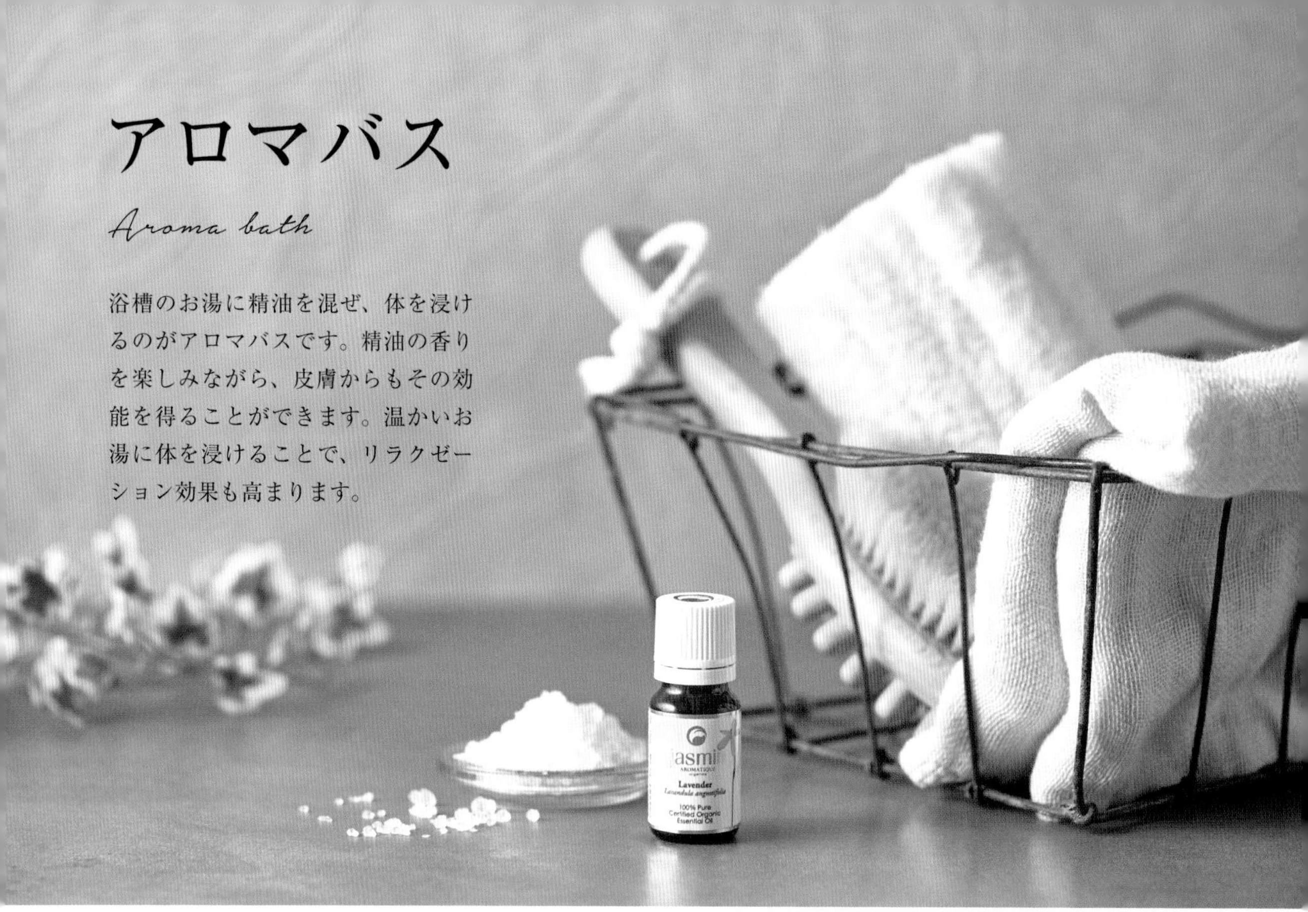

全身浴

Whole body

浴槽にお湯を張って精油を2～10滴垂らして混ぜ、肩まで浸かります。全身を温めることで血液循環もよくなります。立ち上る蒸気の香りも楽しみながら入りましょう。

半身浴

Lower body

浴槽に少なめにお湯を張って精油を2～7滴垂らして混ぜ、みぞおちあたりまで浸かります。心臓などへの負担が少ないため、長時間入ることができます。

〈注意〉

※精油の中には皮膚刺激を感じるものもあります。肌の弱い方、気になる方は天然塩、ハチミツ、牛乳（それぞれ大さじ1～2）などに精油を混ぜてお湯に入れたほうが、刺激が軽減されるので安心です。

部分浴

Aroma bath for foot and hand

精油を混ぜたお湯に体の一部を浸けるのが部分浴。一般的な部分浴の方法に足浴と手浴があります。体の末端を温めることで体全体の血液循環がよくなるほか、リフレッシュにもなります。

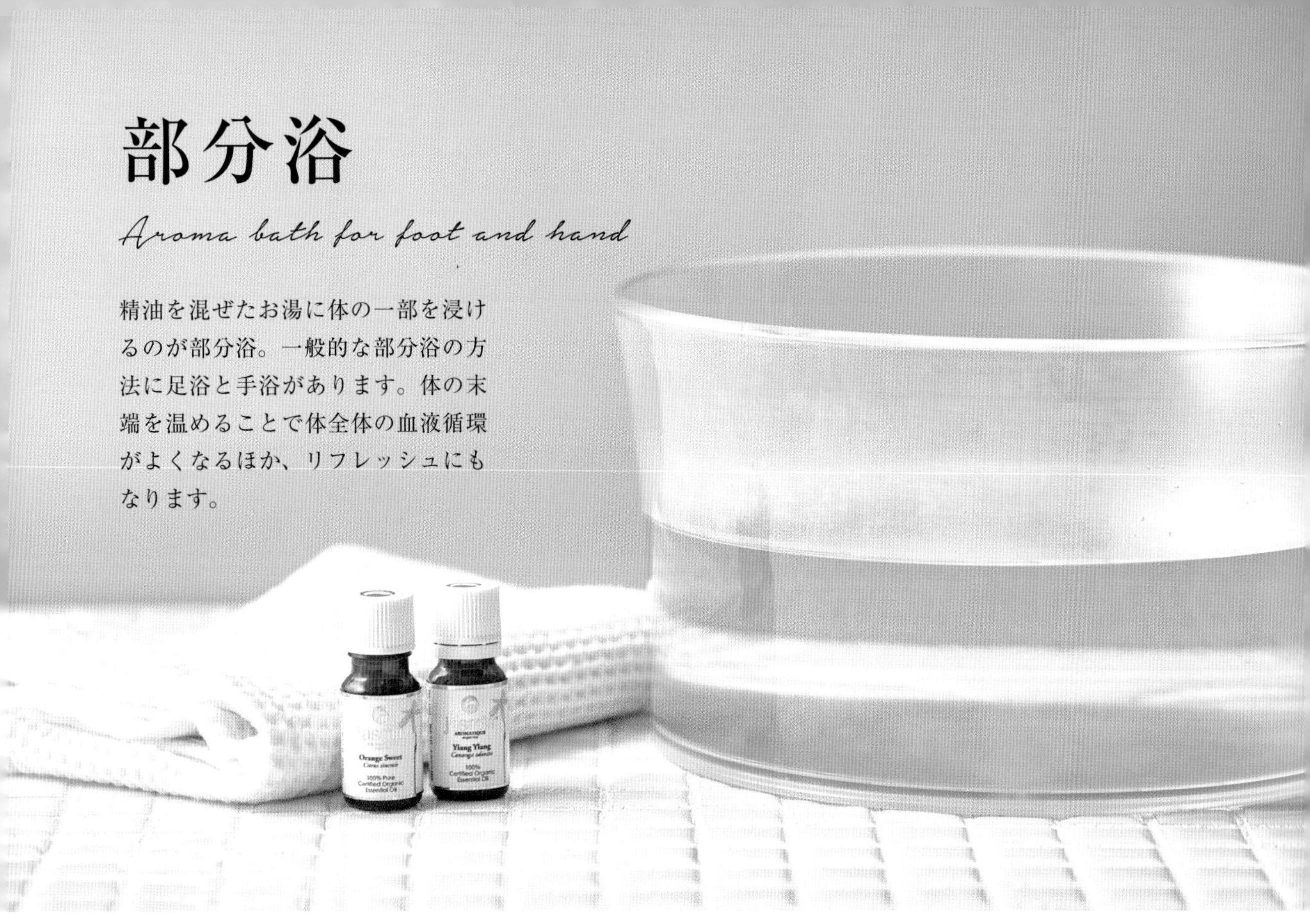

足浴

Foot bath

バケツなどにふくらはぎまで浸かる程度のお湯を入れます。精油を3～4滴垂らして混ぜ、約15分足を浸けます。お風呂に入れないときも足浴するだけですっきりします。

手浴

Hand bath

洗面器に手首が浸かる程度のお湯を入れます。精油を3～4滴垂らして混ぜ、約15分手を浸けます。手荒れが気になるとき、上半身を温めたいときにおすすめです。

〈注意〉
※左ページのアロマバスの注意点同様、肌の弱い方、気になる方は天然塩、ハチミツ、牛乳（それぞれ大さじ1）などに精油を混ぜてお湯に入れたほうが、刺激が軽減されるので安心です。

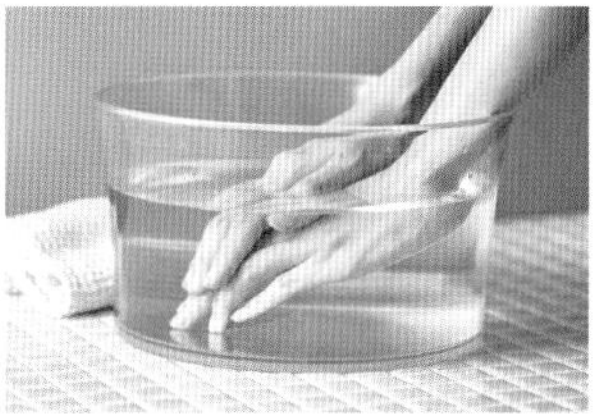

手首の上くらいまで浸けます。深呼吸しながら、立ち上る蒸気の香りも楽しみましょう。

吸入
Inhalation

精油の成分を鼻や口から吸い込む方法で、特別な道具がなくても簡単に行えます。呼吸器系や消化器系の不調改善、風邪の予防などに役立つほか、リラックスや気分転換にもなります。

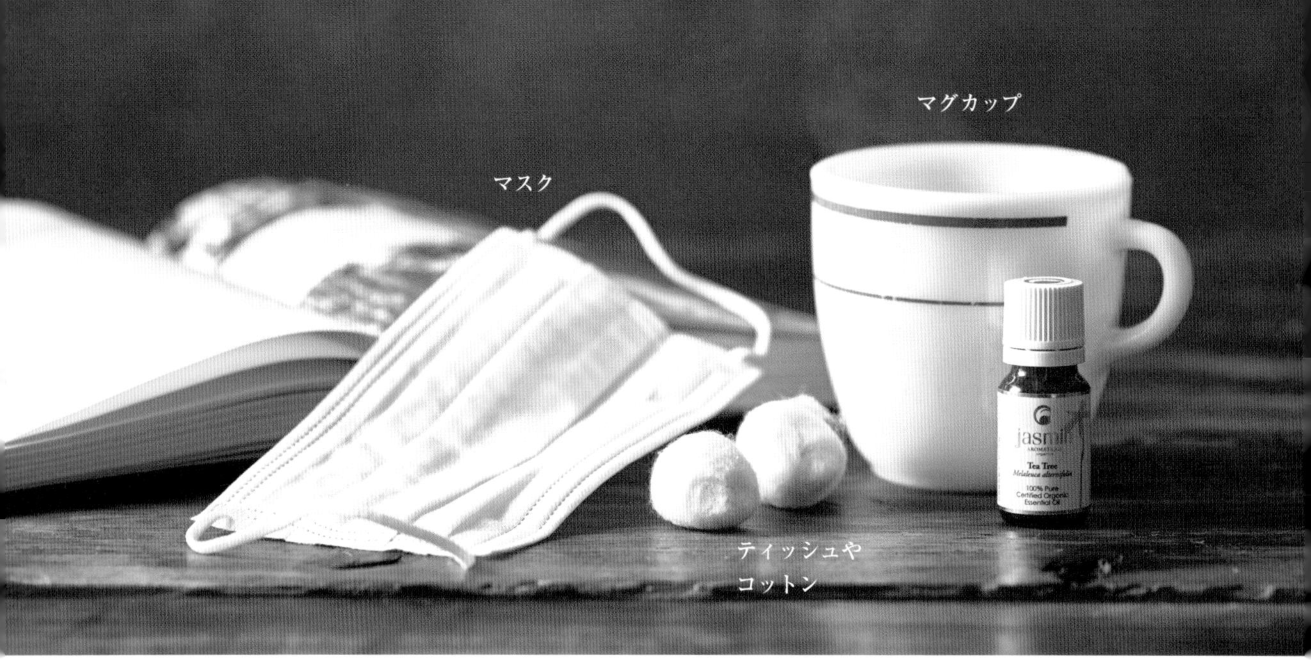

マグカップ
Mag Cup

マグカップに熱いお湯を入れ、精油を２～４滴垂らし、鼻に近づけて香りを嗅ぎます。

〈注意〉
※精油を垂らした直後に顔を近づけて、香りを含んだ蒸気を一気に吸い込むと、むせる場合がありますので気をつけてください。
※精油を混ぜたお湯を飲まないように、自分自身もまわりの人にも十分注意してください。

マスク
Mask

マスクの内側（つけたときに下の角になる部分）に精油を２～４滴垂らし、マスクをつけます。

〈注意〉
※精油をつけた部分が肌に密着しないようにしましょう。

ティッシュやコットン
Tissue & Cotton

ティッシュやコットンに精油を２～４滴垂らし、鼻に近づけて香りを嗅ぎます。

湿布

Compress

精油を入れたお湯や冷水にタオルを浸し、絞ったあとに体に当てます。お湯で作ったものが温湿布、冷水で作ったものが冷湿布で、肩こり、筋肉痛、疲れ、月経痛などに役立ちます。

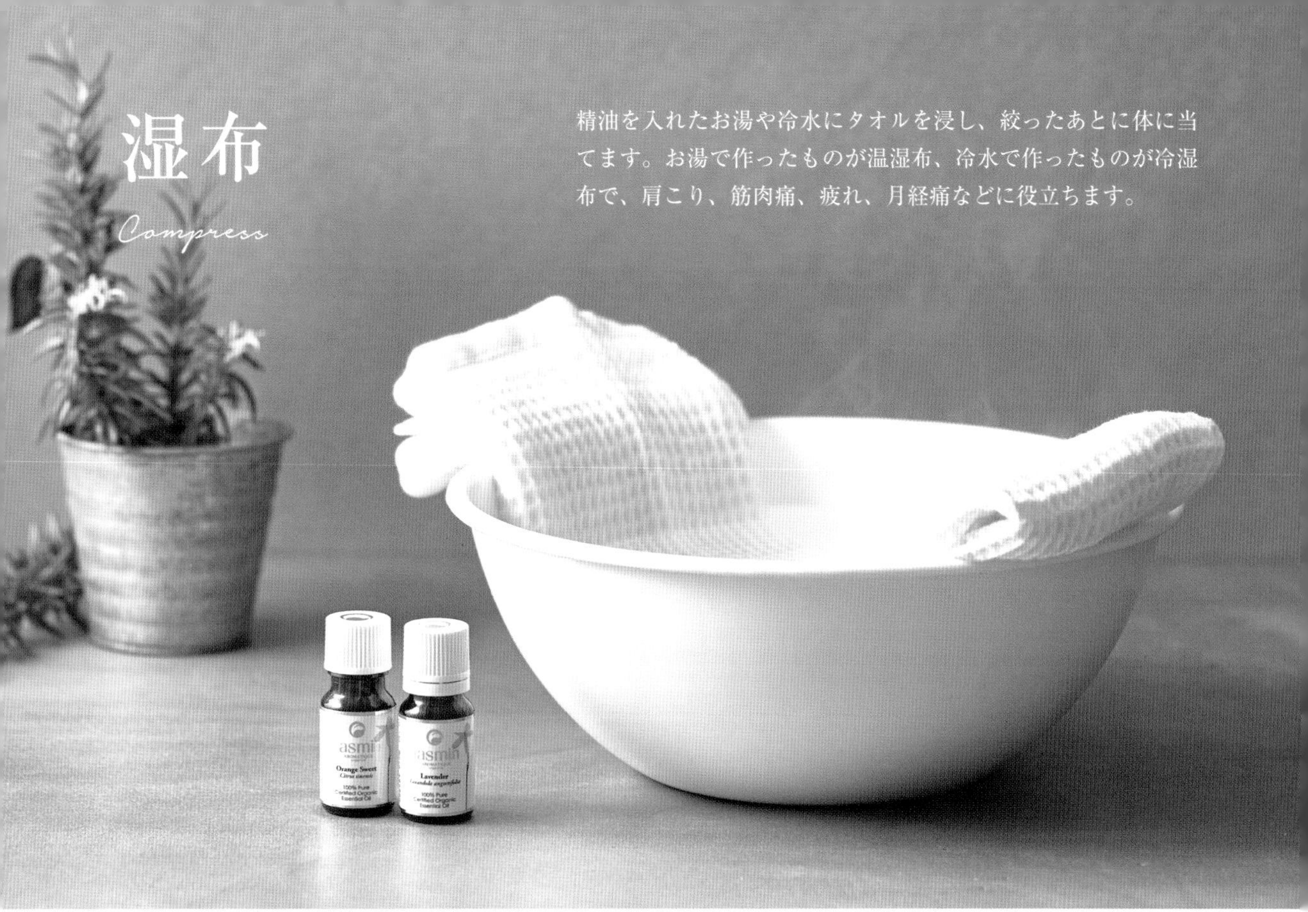

温湿布

Hot compress

主に体を温めたいとき、血液の循環をよくしたいときなどに使います。冷めてきたら、もう一度お湯に浸けて作り直しましょう。

冷湿布

Cold compress

主に体を冷やしたいとき、炎症を起こしているときなどに使います。温かくならないように、保冷剤をのせるとよいでしょう。

〈湿布の作り方〉

① 洗面器とタオルを用意します。
② 洗面器に温湿布の場合はお湯を、冷湿布の場合は冷水を入れ、精油を2〜3滴垂らします。
③ タオルにも精油を1〜2滴垂らします。
④ お湯や水にタオルをくぐらせ、しっかり絞ります。

〈注意〉

※痛みがある場合は、まず医師の診断を受けてください。

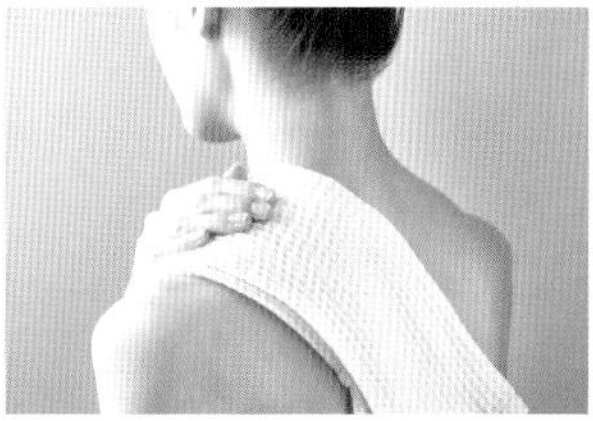

体の気になる部分に当てます。顔には当てないようにしてください。

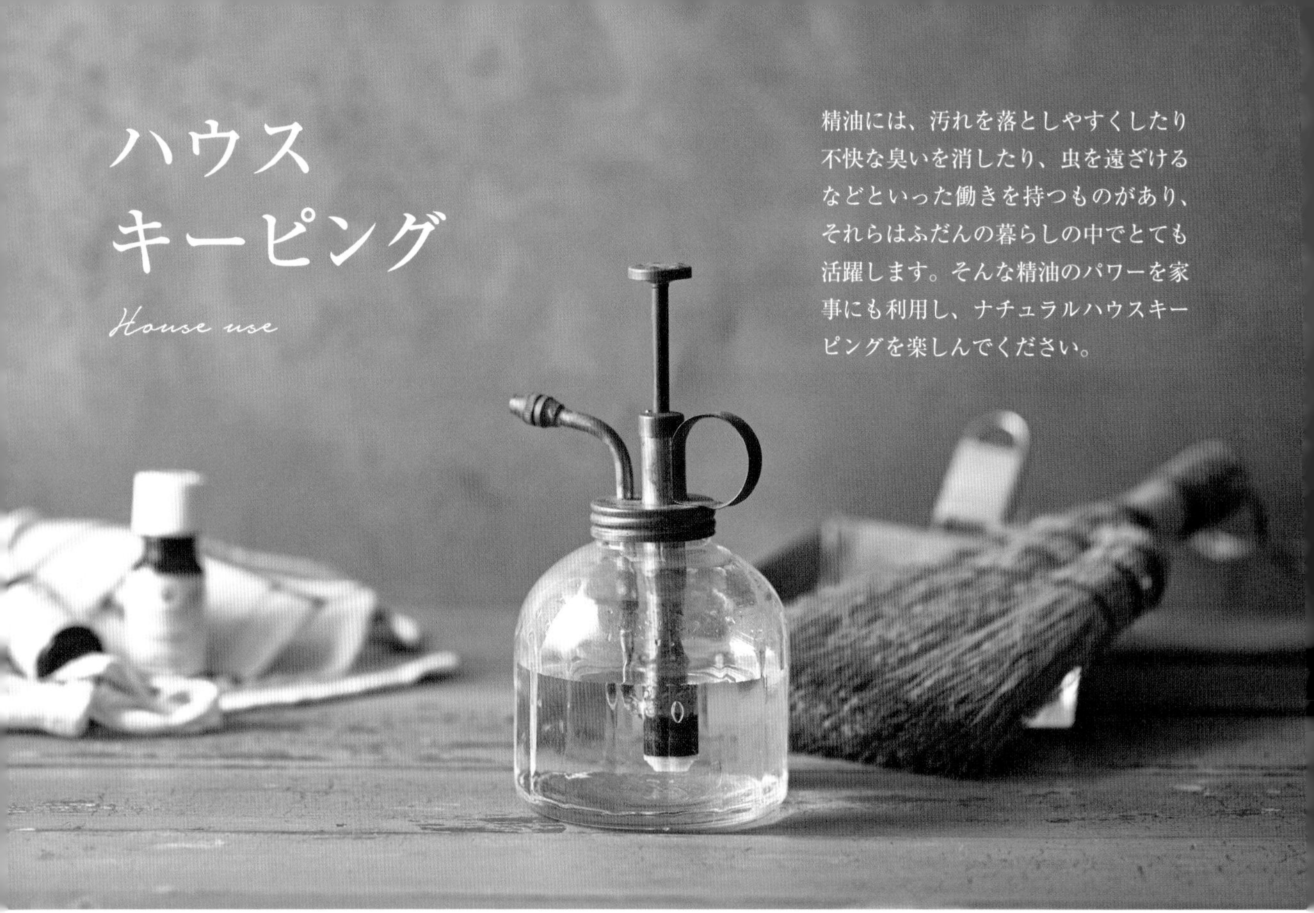

ハウス キーピング

House use

精油には、汚れを落としやすくしたり不快な臭いを消したり、虫を遠ざけるなどといった働きを持つものがあり、それらはふだんの暮らしの中でとても活躍します。そんな精油のパワーを家事にも利用し、ナチュラルハウスキーピングを楽しんでください。

掃除用スプレー

Cleaning

おすすめの精油
オレンジスウィート/ティートリー

下記の方法でスプレーを作り、拭き掃除などに使います。汚れを落とす働きのある柑橘系の精油や、抗菌作用や殺菌作用のある精油を使えば、掃除をしながら除菌もできます。

〈掃除用スプレーの作り方〉

①スプレーボトルを準備します。そこに、無水エタノール（3㎖）と精油30滴を加え、よく振って混ぜます。
②水（30㎖）を入れ、さらに振って混ぜます。
③掃除したい部分にスプレーし、雑巾などで拭きます。スプレーは使用する前によく振ってください。

〈注意〉

※家具などの材質によっては変色する場合があります。

拭き掃除

Wiping

おすすめの精油
レモングラス

拭き掃除をする雑巾などに精油を２～３滴垂らして使います。おすすめなのは、レモングラスなどレモン調の香りの精油。虫除けにもなるので一石二鳥です。

消臭

Air freshing

おすすめの精油
ペパーミント/レモン

ゴミ箱や下駄箱、使用後のオムツ入れなどには消臭作用のある精油をティッシュに４～６滴垂らして置いておきます。さわやかな香りが、不快な臭いを消してくれます。

アロマセラピーマッサージ

Aromatherapy massage

アロマセラピーマッサージは、精油を混ぜた植物油を体や顔に塗布し、擦ったり揉んだりする方法。アロマセラピーの中でも、その効果を最も効率よく利用できる方法とされ、香りを楽しみながら、皮膚から精油と植物油の成分を吸収することができます。

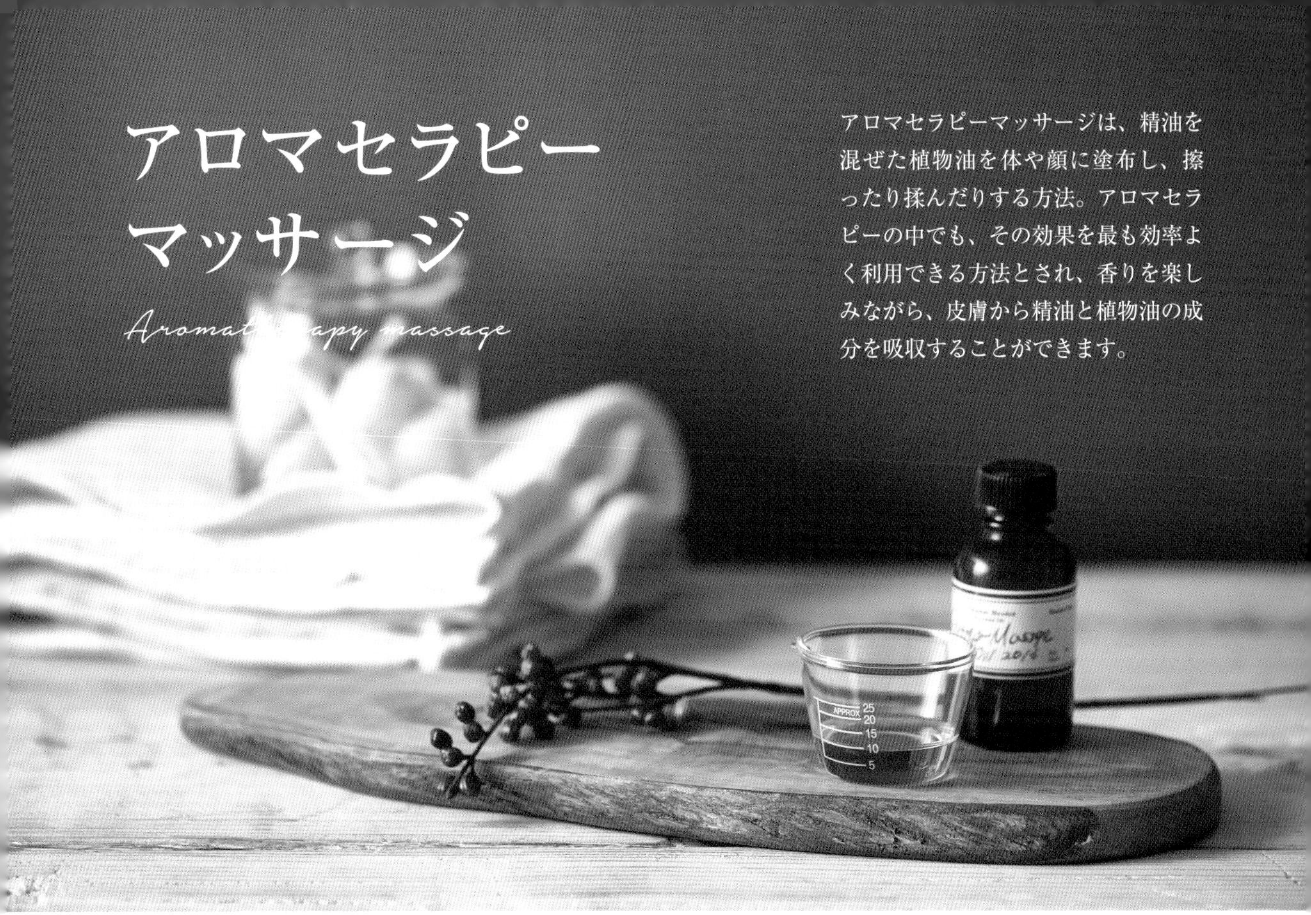

アロマセラピーマッサージの効果

- ●血液やリンパの循環をよくし、体を温める。
- ●体内にたまった老廃物の排出を促す。
- ●体内の余分な水分を排出し、むくみを軽減する。
- ●筋肉のこわばりをほぐして、疲労回復をサポートしたり、緊張を和らげたりする。
- ●脂肪を燃焼させ、たるみ防止などシェイプアップ効果が得られる。
- ●人にマッサージしてもらう場合は、体に触れ合うことで、メンタルケアやストレスケアになる。

※86ページでアロマセラピーマッサージの基本テクニックを、87ページでマッサージオイルの作り方を説明しています。

〈注意〉

※精油を直接肌に塗布しないでください。

※適切な希釈濃度（87ページ参照）のマッサージオイルを使用してください。

※マッサージオイルを使用する前に、香りを受け入れられるか確認してください。

※下記の方はセルフケアでアロマセラピーマッサージを行わないでください。

体調が優れない方や不安がある方／高齢者、体が衰弱している方／乳幼児／妊産婦／てんかん、喘息、糖尿病、腎臓病、高血圧、心臓疾患のある方／医薬品を常用している方／免疫障害（アレルギー、リウマチ、HIVなど）のある方

Aromatherapy massage technique

アロマセラピーマッサージの基本テクニック

アロマセラピーマッサージは、手を動かす方向を知っておくとより効果を実感できます。ポイントはリンパが集中している“リンパ節”の場所。ここに向かって擦ったり揉んだりすることで老廃物の排出を促します。下のイラストを参考に、自分が気持ちよく感じる強さで行いましょう。

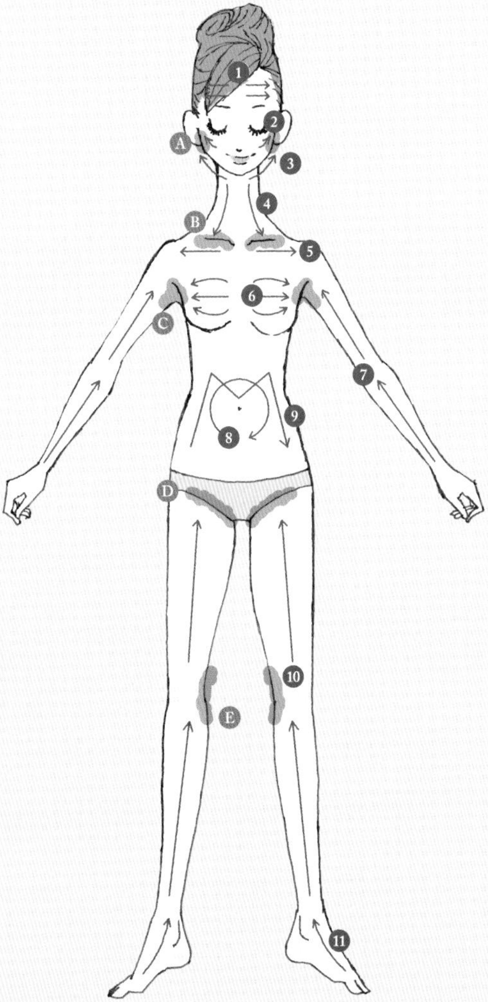

リンパ節がある主な箇所

Ⓐ耳の周り
Ⓑ鎖骨
Ⓒ脇の下
Ⓓ鼠蹊（そけい）部
Ⓔ膝の裏

手の動かし方

❶顔の中心から外へ
❷鼻の横から耳へ
❸あご下から耳へ
❹あご下から鎖骨へ
❺体の中心から脇へ
❻体の中心から脇へ
❼手首から脇へ
❽へそを中心に時計周りに
❾右下腹部からM字を描いて左下腹部へ
❿足首から脚の付け根へ
⓫足先から足首へ

How to make massage oil

マッサージオイルの
作り方

好みや体調に合わせて選んだ精油を植物油（88～89ページ参照）に混ぜて、マッサージオイルを作りましょう。

〈準備するもの〉

精油	ガラス棒
植物油	遮光瓶
ビーカー	ラベルシール

〈マッサージオイルの分量と希釈濃度〉

30mℓ	1%	6滴
30mℓ	2%	12滴
30mℓ	2.5%	15滴
20mℓ	1%	4滴
20mℓ	2%	8滴
20mℓ	2.5%	10滴
10mℓ	1%	2滴
10mℓ	2%	4滴
10mℓ	2.5%	5滴

1滴は0.05mℓ

〈希釈濃度とは〉

上記の表にある希釈濃度とは、植物油に対して精油が何％入っているかを示すものです。健康な成人が体に使用する場合は2.5%、顔に使用する場合は１％が基本です。ただし、体調や年齢、肌の状態、香りに対する感じ方などによっては、それより低い希釈濃度で使用したほうがよい場合があります。

〈パッチテストを行いましょう〉

マッサージオイルを使う前に、パッチテストを行ってください。使用するマッサージオイルを腕の内側に塗布し、24～48時間置きます。もし、皮膚にかゆみが出たり赤くなったり異常が生じたら、水で洗い流してください。

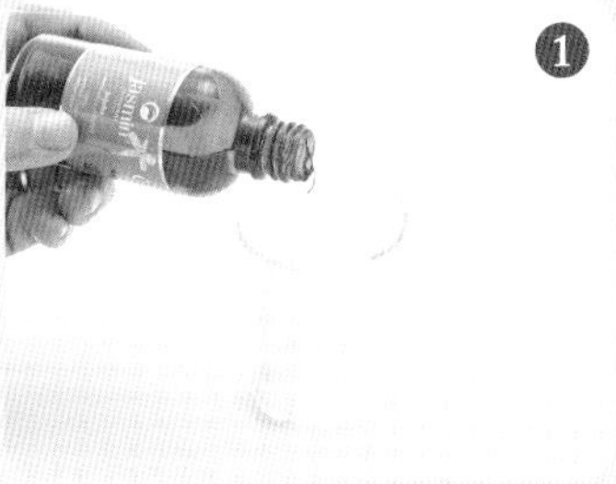

ビーカーで植物油を量ります。

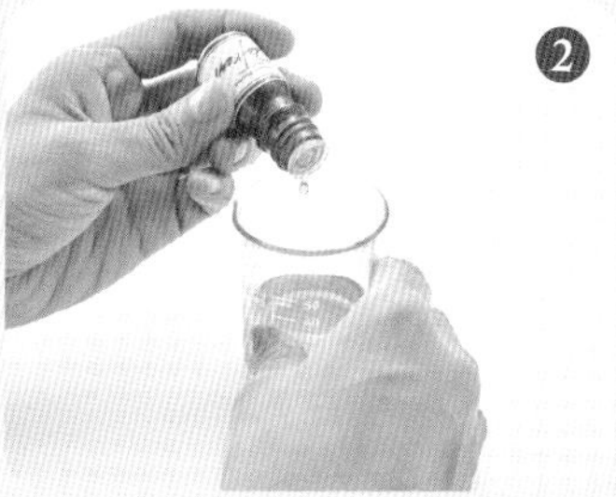

①に精油を加えます。

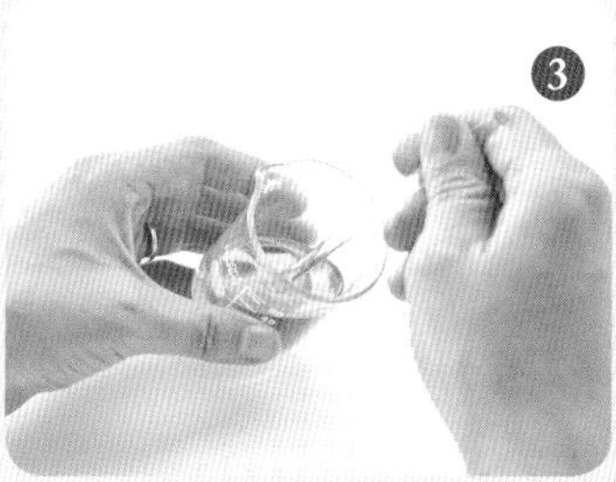

ガラス棒でよく混ぜます。

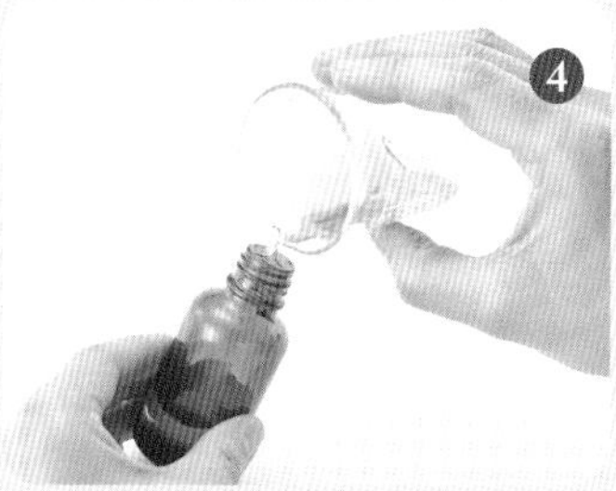

遮光瓶に移します。日に当たると変質するため、遮光瓶で保管しましょう。

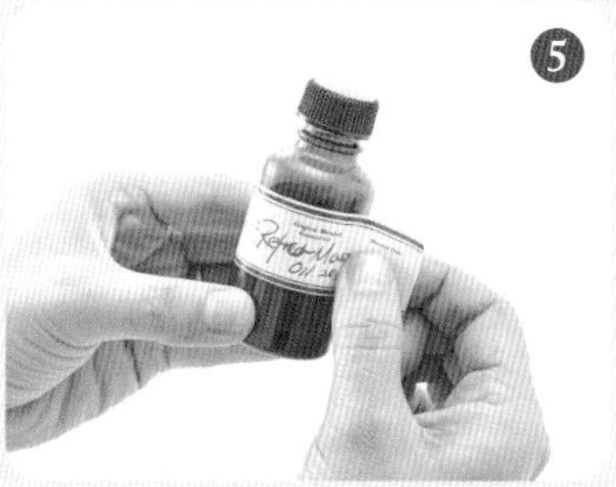

ラベルシールに目的や日付などを書いて、瓶に貼ります。

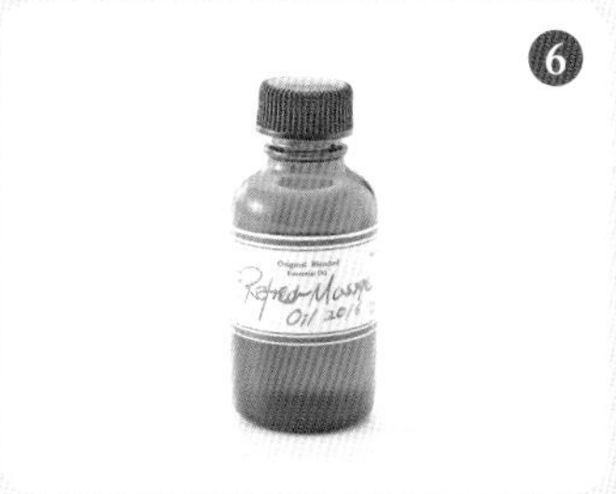

完成。　**保管期間2～3週間**

Vegetables oils

使いやすくて購入しやすい マッサージオイルにおすすめの植物油

植物の成分が凝縮されている精油は、原液のままでは刺激が強くて肌に直接塗布できません。
そのため、マッサージオイルは植物油に希釈して作ります。
肌質や目的に合った植物油を選ぶことで、より高いマッサージ効果が得られます。

オリーブ油

Olive

学名	*Olea europaea*
科名	モクセイ科
抽出部位	実
精油製造法	圧搾法
主な産出国	スペイン、フランス、イタリア、日本
主な脂肪酸	オレイン酸

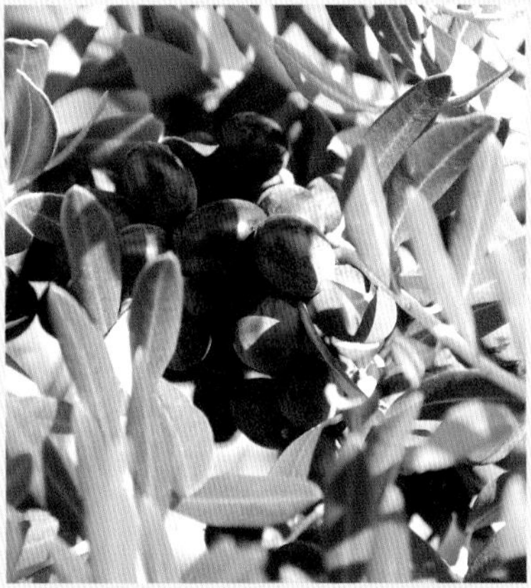

古くから食用や化粧品に 重宝された“黄金の液体”

ヨーロッパや日本の小豆島などで栽培されるオリーブ。ブドウのように密集して実をつけ、この実から植物油が抽出されます。紀元前から食用、化粧品、薬品と大活躍してきた油で、古代ギリシャでは、その美しい色合いから“黄金の液体”と呼ばれて重宝されていたそうです。オレイン酸をたっぷり含んでおり、肌を保湿する働きに優れ、健やかな状態を保つようサポートします。

スウィート アーモンド油

Sweet Almond

学名	*Prunus dulcis*
科名	バラ科
抽出部位	種子
精油製造法	圧搾法
主な産出国	アメリカ
主な脂肪酸	オレイン酸、リノール酸

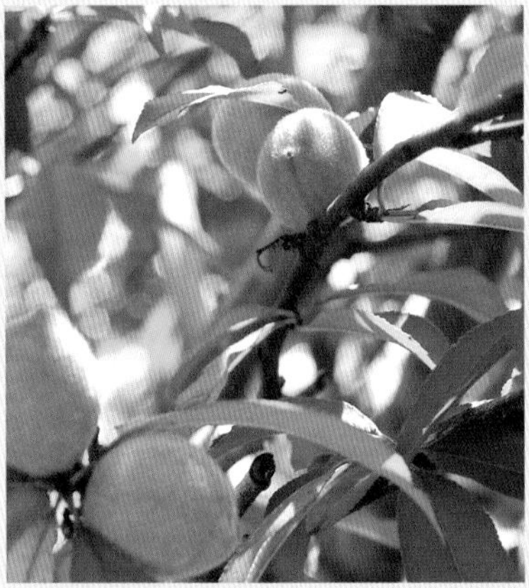

価格も手頃で使いやすく あらゆる肌質におすすめ

スウィートアーモンドは実が熟したら木から落下し、固い殻から種子を取り出して植物油が抽出されます。何千年も前から栽培されてきた植物で、その実は長い間、私たちの健康や美容に役立ってきました。価格も手頃でマッサージにも使いやすい植物油。保湿力に優れ、あらゆる肌質と幅広い年齢の肌に利用できます。ビタミンEをたっぷりと含んでおり、炎症を和らげる働きがあります。

ホホバ油

Jojoba

学名	*Simmondsia chinensis*
科名	シモンジア科
抽出部位	種子
精油製造法	圧搾法
主な産出国	アメリカ
主な脂肪酸	オレイン酸

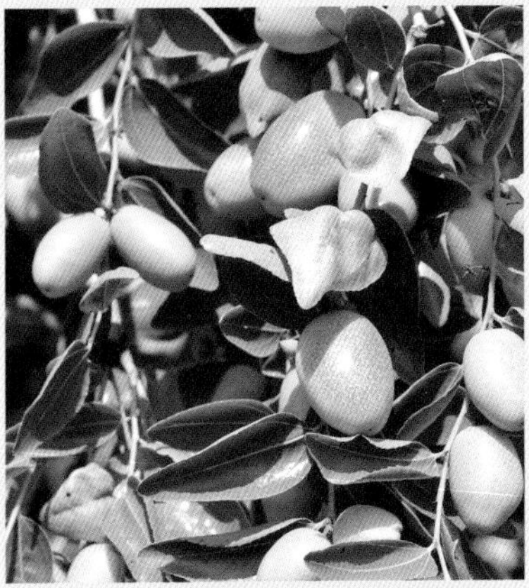

品質も安定し長期保存が可能 扱いやすいワックス

ホホバは非常に生命力の強い木で、砂漠地帯で生育しています。ホホバ“油”と呼ばれ、ほかの植物油と同様に使用できますが、成分は油ではなく“ワックス”。300°C以上の高温でも変質することがなく、保存期間が長いので扱いやすいのが特徴です。砂漠で育つ植物らしく、肌の水分保持能力を高める働きに優れ、紫外線や雑菌に抵抗できる肌になるよう助けます。

マカダミア油

Macadamia

学名	*Macadamia ternifolia*
科名	ヤマモガシ科
抽出部位	種子
精油製造法	圧搾法
主な産出国	アメリカ
主な脂肪酸	オレイン酸、パルミトレイン酸

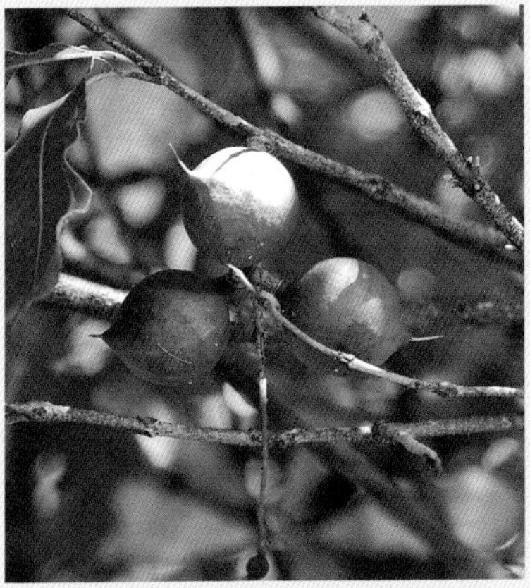

美容に有効なパルミトレイン酸を約20%含有

栄養価が非常に高く、食用にも人気のマカダミア。美容に有効なパルミトレイン酸の含有率が20%前後もあり、植物油の中でも非常に高い割合です。皮膚への浸透度が高く、スキンケアにもよく利用されます。酸化しにくいため、長く保存できるのも利点です。

※香りが強いので、オリーブ油、スウィートアーモンド油、ホホバ油などに約30%混ぜて使いましょう。

ローズヒップ油

Rosehip

学名	*Rosa rubiginosa*
科名	バラ科
抽出部位	種子
精油製造法	圧搾法
主な産出国	チリ、ペルー
主な脂肪酸	α-リノレン酸、オレイン酸、リノール酸

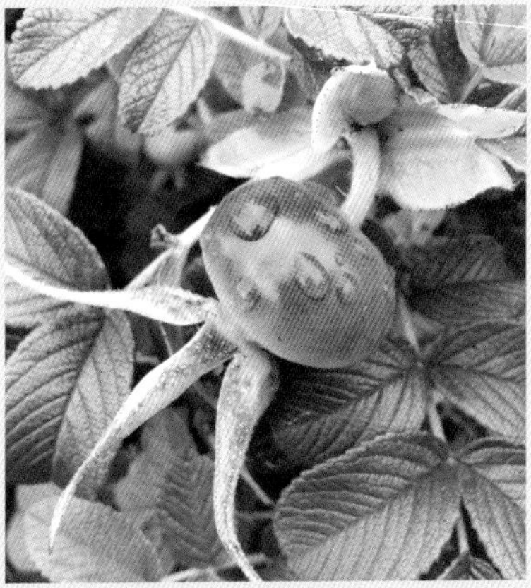

ビタミンCをはじめ 美容に役立つ成分が豊富

チリやペルーで自生するローズヒップの種子から抽出される植物油。乾燥させた実はハーブティーとして人気です。ビタミンCが豊富で、トラブルのある肌や日焼けした肌、加齢肌のお手入れによい成分を多く含むため、美容オイルとしてよく使われます。酸化が早いので、早めに使い切りましょう。

※香りが強いので、オリーブ油、スウィートアーモンド油、ホホバ油などに約30%混ぜて使いましょう。

練り香水

Solid perfume

世界にひとつだけのお気に入りのブレンドができたら、練り香水を作って香りをまといましょう。小さい容器なら携帯もできて便利。この作り方を覚えておけば、材料や精油の滴数を少し変えるだけでボディケア用クリームもできます。

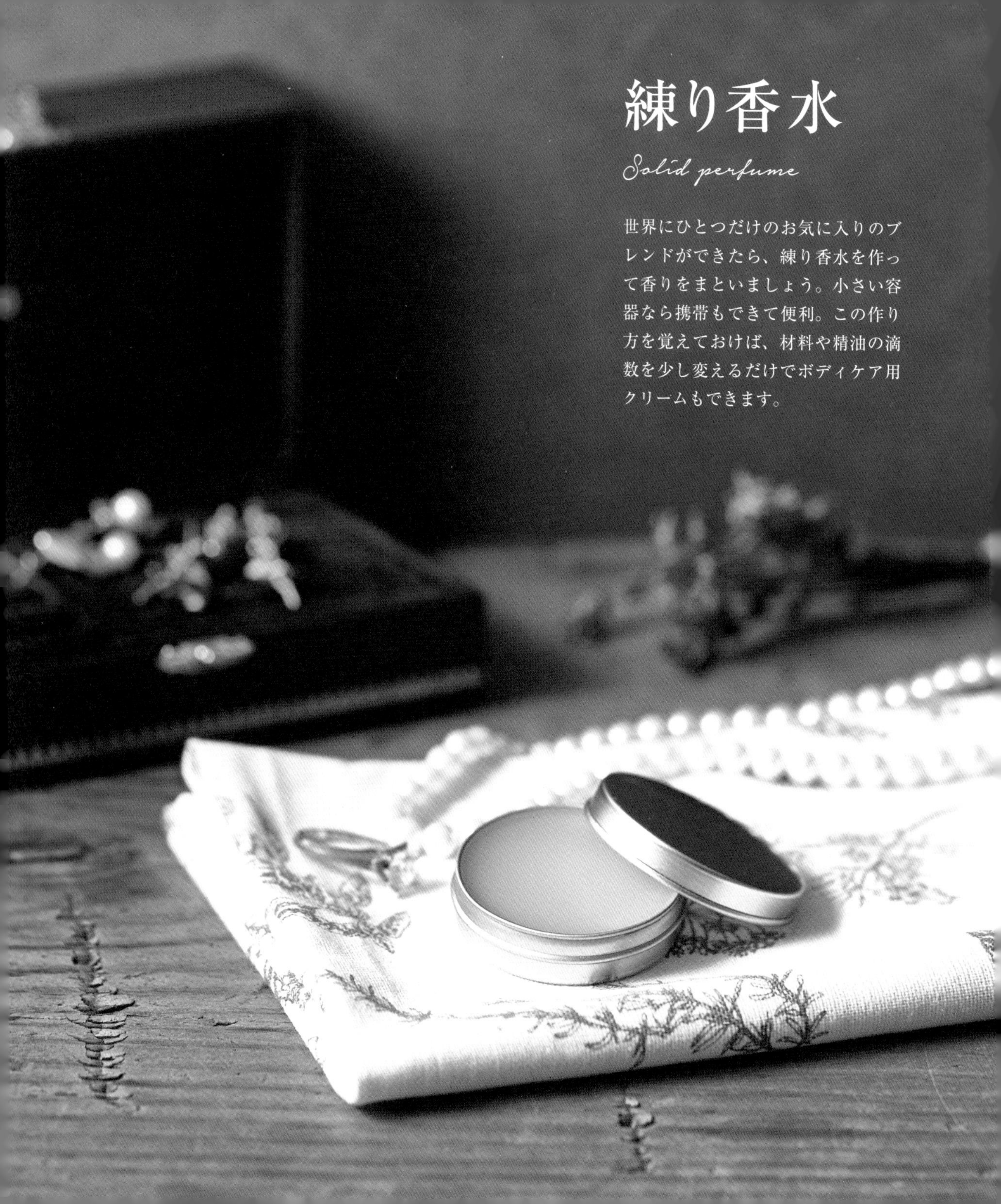

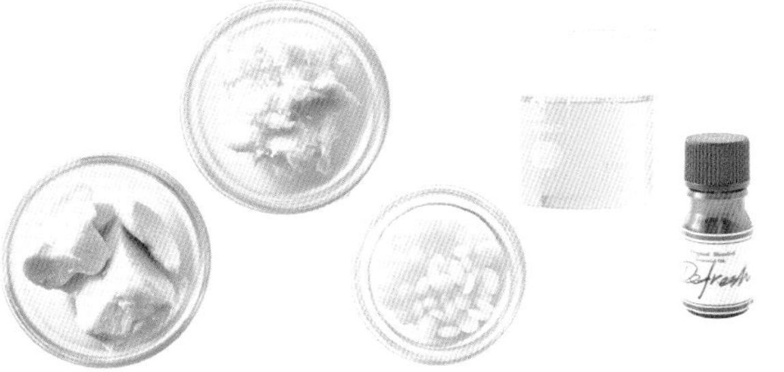

材料	
シアバター	12g
カカオバター	12g
ビーズワックス	5g
植物油 ※	15mℓ
精油	50滴

※オリーブ油がおすすめです。

道具
ビーカー（耐熱）
鍋
ガラス棒
保存容器

❶

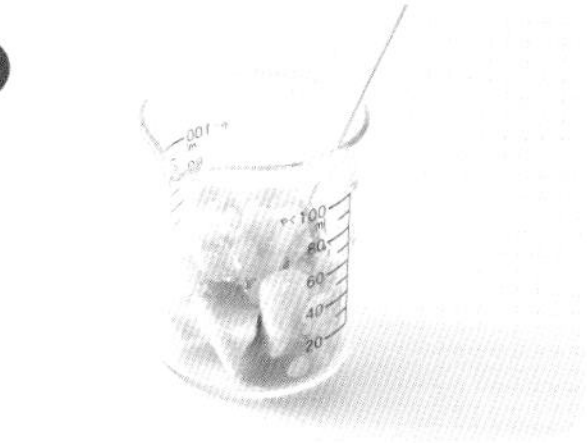

シアバター、カカオバター、ビーズワックスをビーカーに入れます。

❷

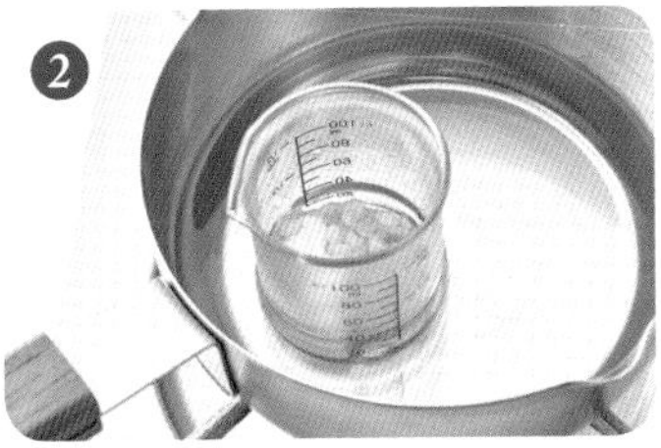

鍋に浅く水を入れて沸かします。お湯の中に①のビーカーを入れ、湯煎しながら材料を溶かします。

❸

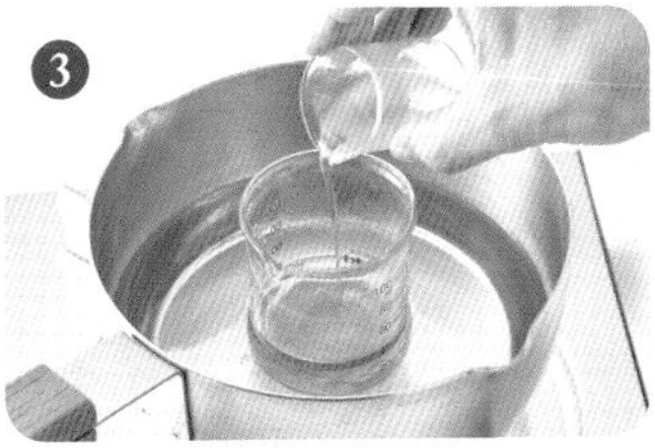

②に植物油を加えます。温度の低い植物油を入れると再度固まるので、全体が溶けるまでそのまま湯煎してください。

❹

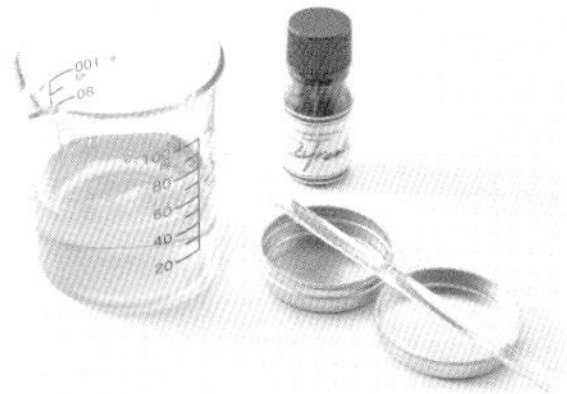

鍋からビーカーを出し、粗熱をとります。その間に精油や保存容器などの準備を整えます。

❺

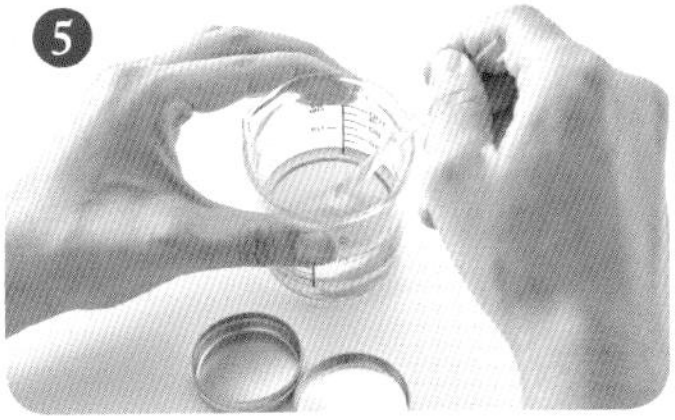

粗熱がとれたら、精油を加えて混ぜます。冷めると固まるので、液体の状態のときに精油を加えましょう。

❻

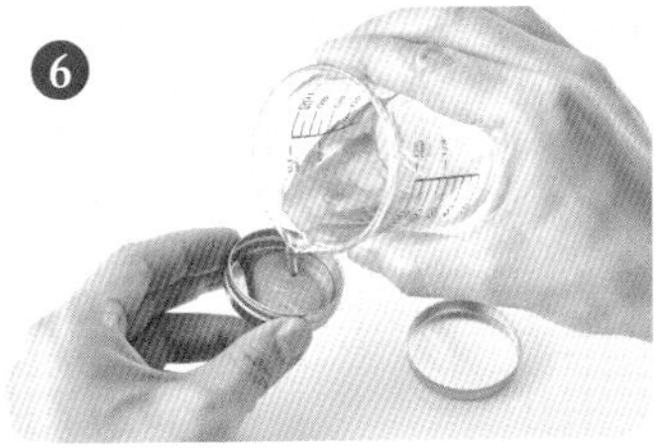

保存容器に入れます。

❼

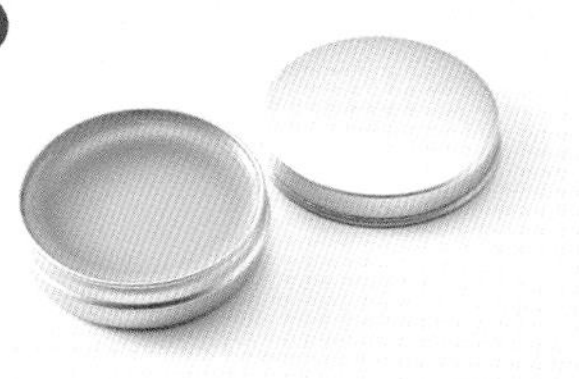

そのまま置いて、固まったら完成。耳の後ろや手首の内側などにつけて、香りを楽しみましょう。

保管期間 約1年

Advice

同じ作り方でボディケア用クリームができます

シアバターはやわらかめ、カカオバターはかための質感です。練り香水は、ややかためが使いやすいため、半分ずつ使用しています。ボディクリームはやわらかい質感が使いやすいので、シアバター(24g)のみに。その際、ビーズワックス(5g)と植物油(15mℓ)は練り香水と同じ分量、精油の滴数は22滴に減らします。

オーデコロン

Eau de Cologne

お気に入りの香りをボディにつけて楽しむオーデコロン。自分で作れば、精油の滴数によって香りの強弱を調整できます。ボディだけでなく、自分のまわりにスプレーしてやわらかい香りを楽しむのもおすすめです。

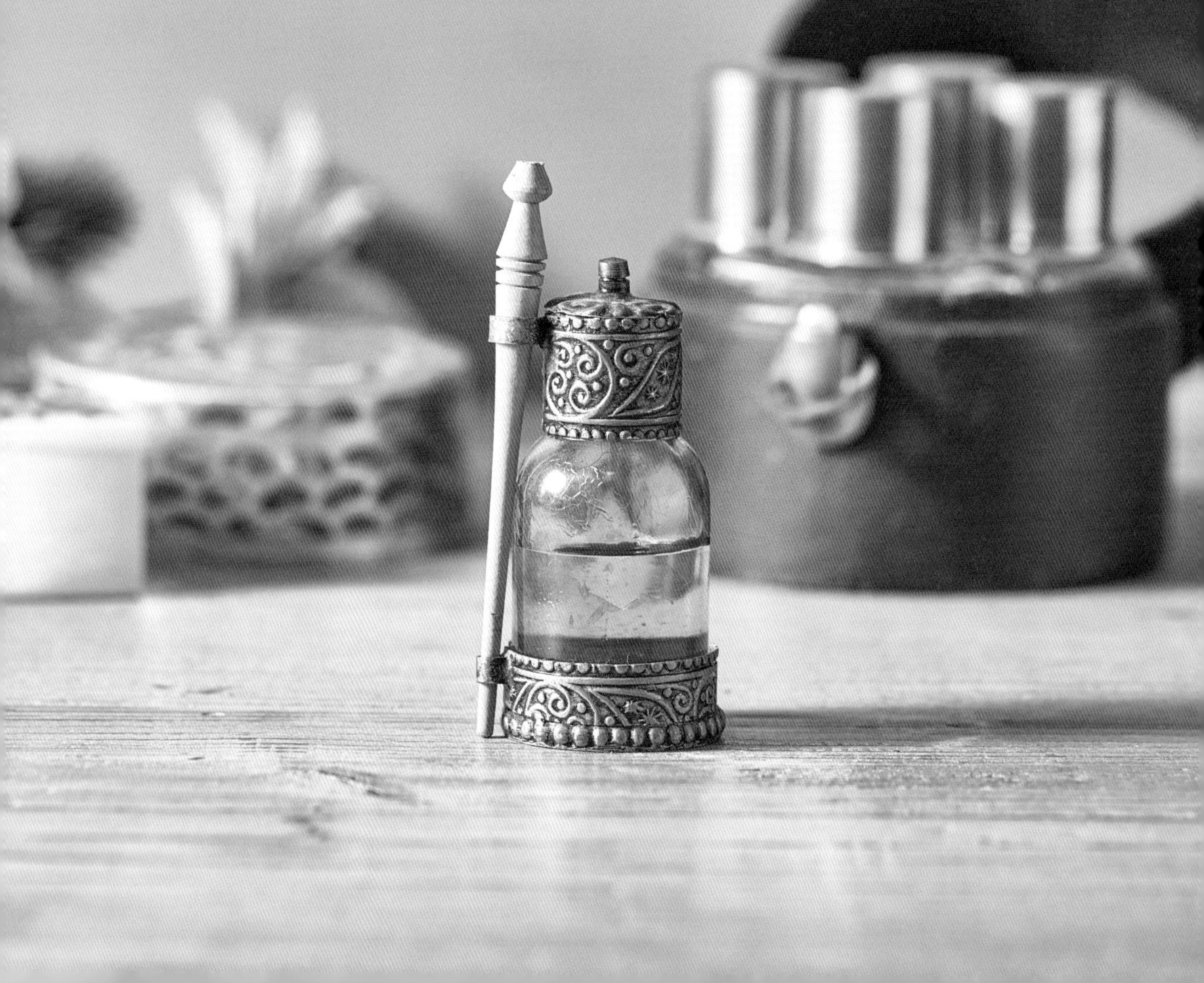

材料

無水エタノール※1	8mℓ
精製水※2	1.5mℓ
精油	10滴

道具

- スポイト（目盛り付き）※3
- ビーカー
- 保存容器（アトマイザー）

※1、※2 薬局で購入できます。
※3 少量の液体はビーカーや計量スプーンでは量れないため、目盛り付きのスポイトを使います。

※3

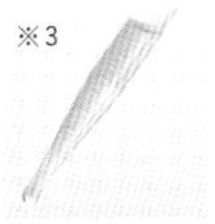

1

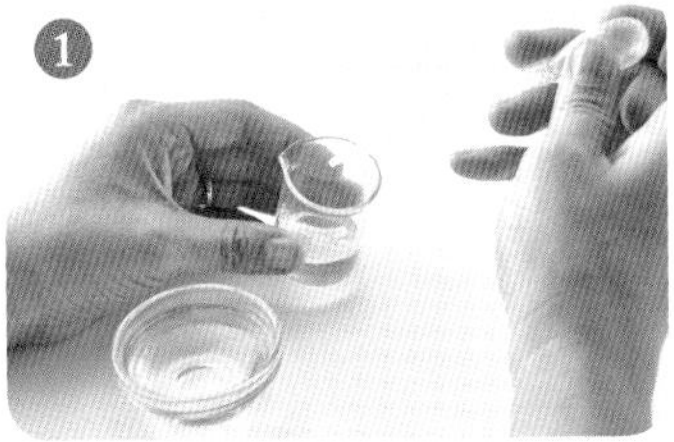

ビーカーに精製水を量って入れます。そこに、無水エタノールをスポイトで量って入れます。

2

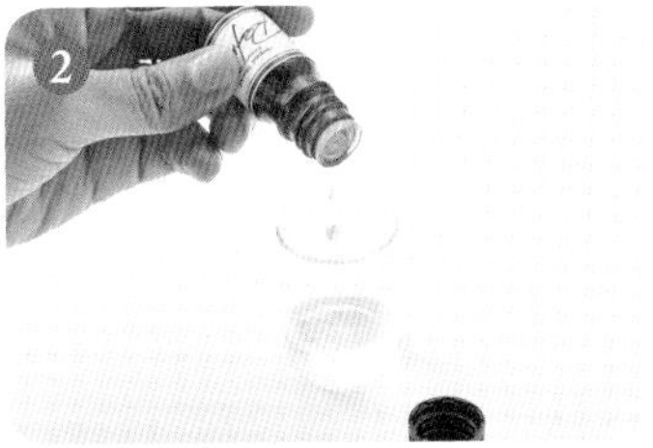

①に精油を加えます。

3

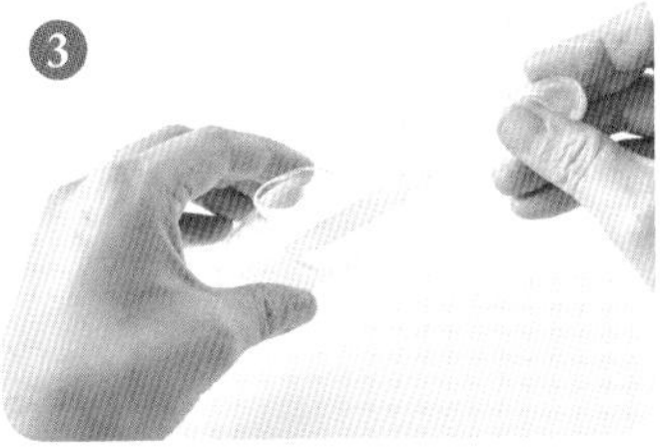

スポイトの中に入れたり出したりして、よく混ぜます。

4

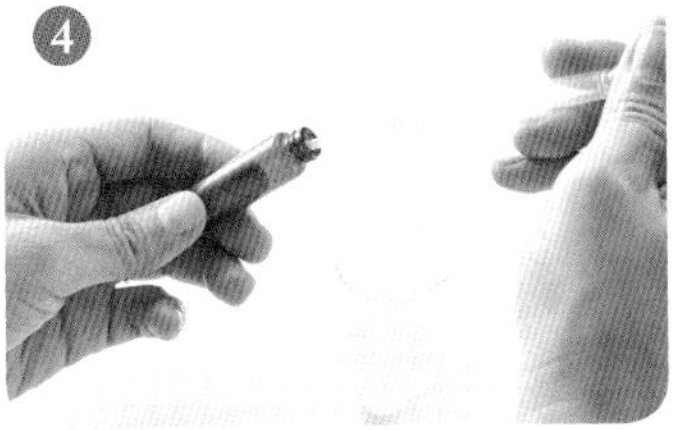

保存容器に入れます。

5

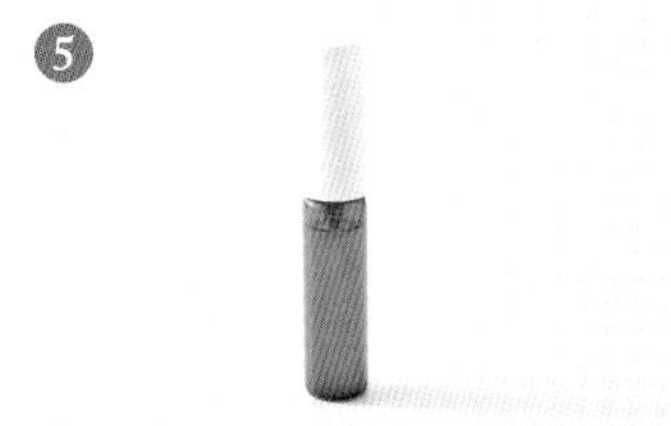

冷暗所に約2週間置き、香りが定着したら完成。
保管期間 約1年

Advice

好みや肌質に合わせて精油の滴数を調節しましょう

一般的に「香水」と呼ばれているものは、精油の含有率によって右記のように呼び名が分かれます。ここではオードトワレの濃度で精油を混ぜていますが、好みの香りに調整してください。肌が弱い方は、精油の滴数を減らして作りましょう。

分類	パフューム	オードパルファム	オードトワレ	オーデコロン
精油の濃度	15～30%	10～15%	5～10%	2～5%
アルコール度数	70～85%	80%程度	80%程度	80%程度
精製水濃度	0%	5～10%	10～15%	15～18%

バスソルトとクレンジング

Bath salt & Cleansing

発汗作用を高めるバスソルトと身近な食品で作るナチュラルクレンジング。どちらも材料を混ぜるだけで簡単に作ることができます。お気に入りの香りを楽しみながらきれいになれるバスタイムは、いつも以上にリラックスできそうです。

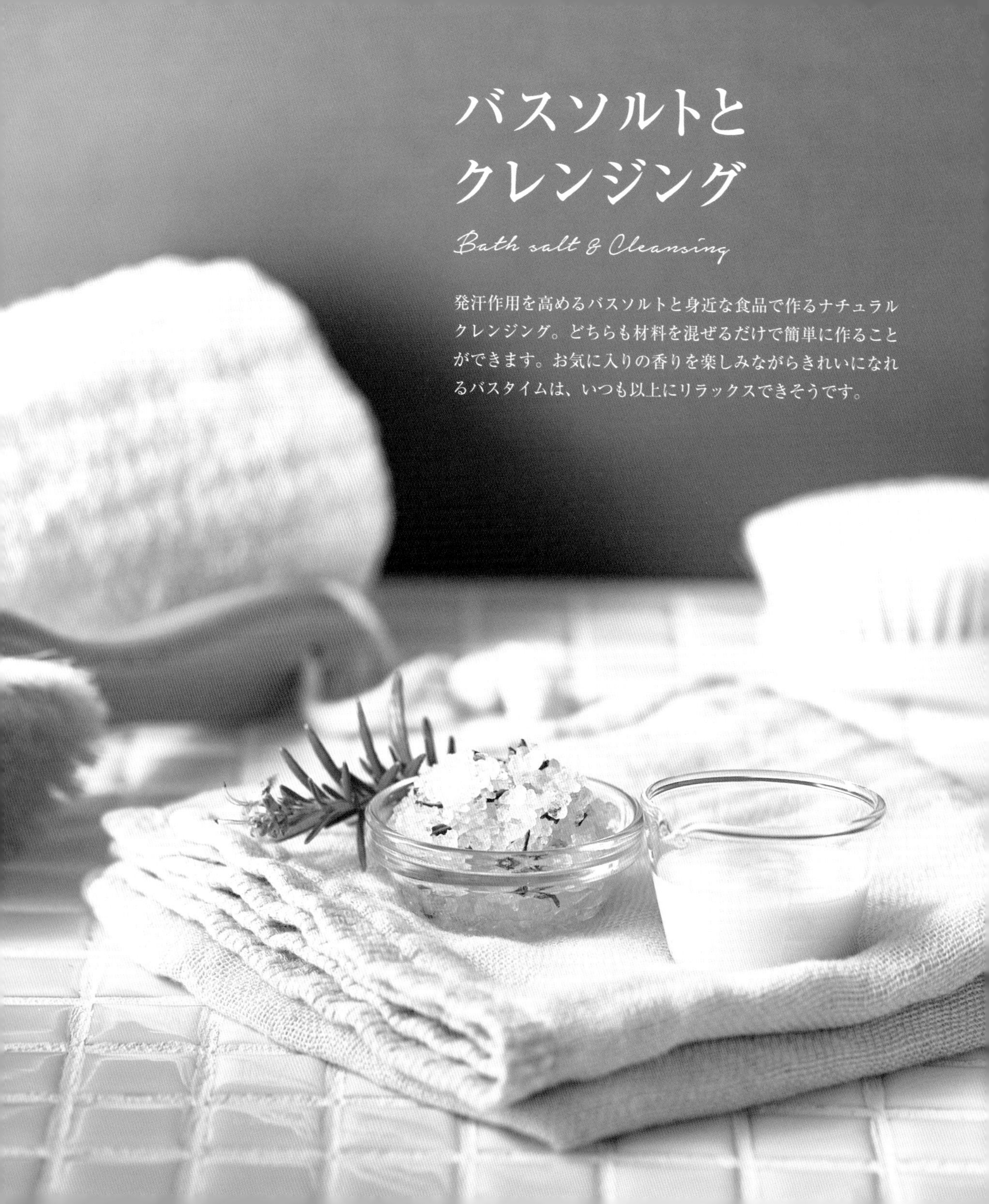

バスソルト

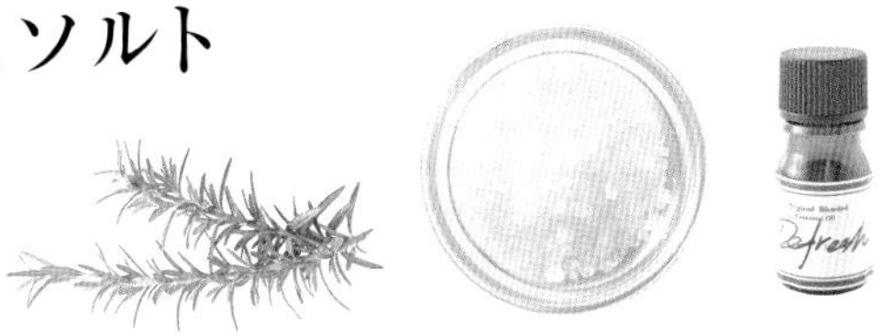

材料（1回分）

天然塩	30g
精油	10滴
お好みのハーブ ※	適宜

※ なくてもかまいません。

道具

- ガラス容器など
- ガラス棒

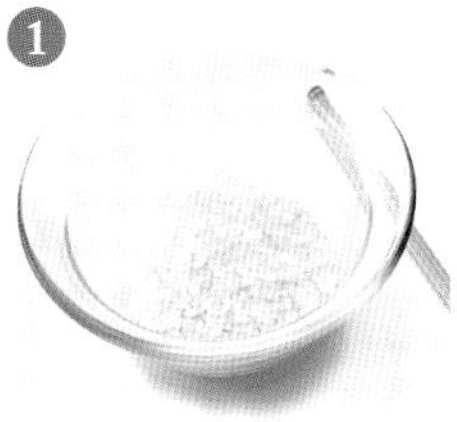

天然塩を量って入れます。

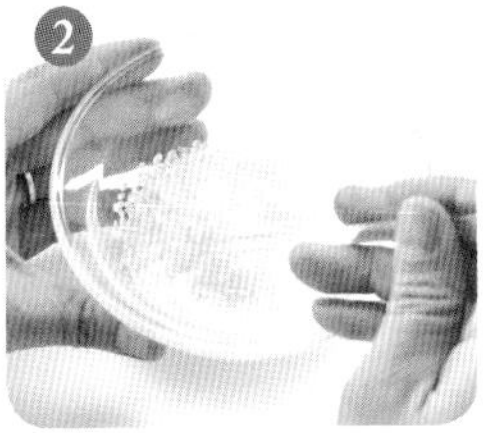

①に精油を加えて、よく混ぜます。

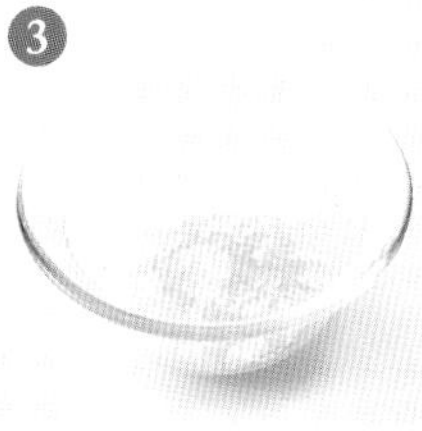

完成。保管期間 作ったらすぐに使い切る

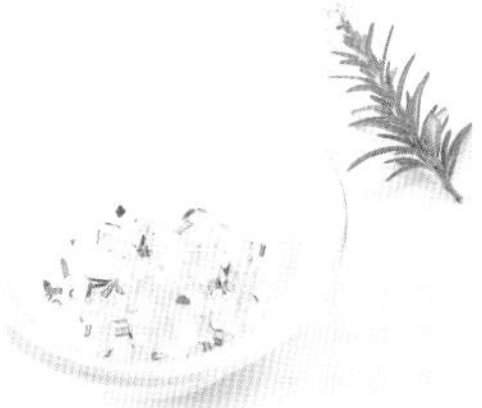

ハーブを入れれば、視覚的にも楽しめます。

〈**使い方**〉ハーブを入れて作る場合、お湯を落とすときに排水溝に詰まるため、お茶パックやだしパックに入れてからお湯に入れるとよいでしょう。

クレンジング

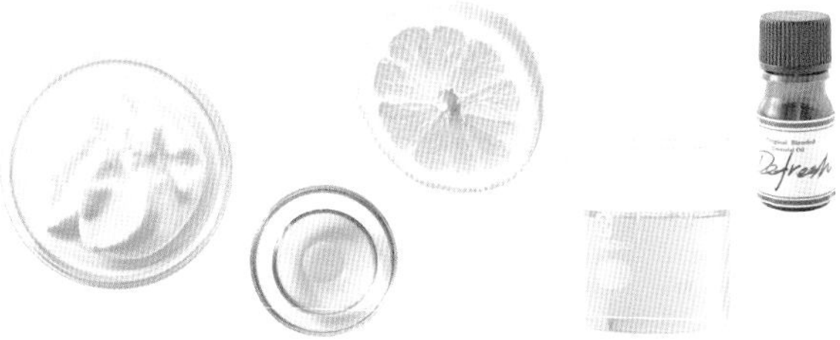

材料（1回分）

プレーンヨーグルト	大さじ1
ハチミツ	小さじ1
レモン汁	小さじ1
植物油 ※	小さじ2
精油	1滴

※ オリーブ油（小さじ1）とマカダミア油（小さじ1）のブレンドがおすすめです。

道具

- ガラス容器など
- 小さめの泡立て器

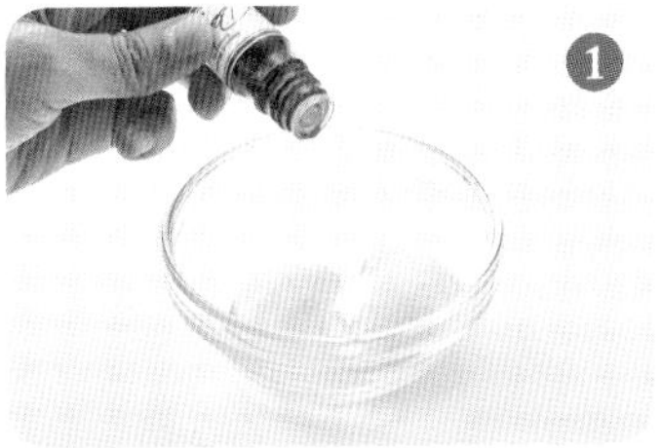

ヨーグルト、ハチミツ、レモン汁、植物油、精油を量って入れます。

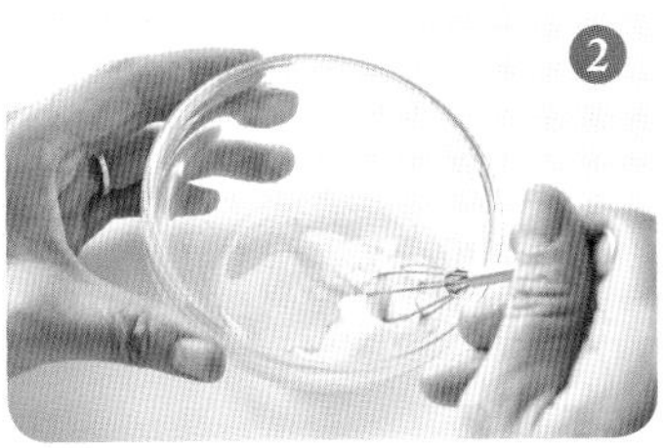

よくかき混ぜます。

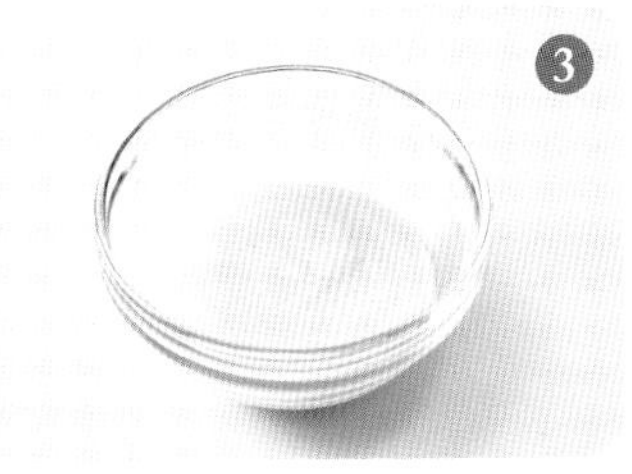

完成。　保管期間 作ったらすぐに使い切る

〈**使い方**〉顔に塗布して優しくマッサージしたあと、ぬるま湯で洗い流してください。ウォータープルーフなどの化粧品は落とせません。

ヘアオイル

Hair oil

植物油に精油を混ぜただけの簡単ヘアオイルです。精油の香りがほんのり漂い、髪の毛にはツヤを与えます。同じ分量で精油をレモンに変えればネイルオイルになりますし、ローズやフランキンセンスを使えばフェイスオイルになります。

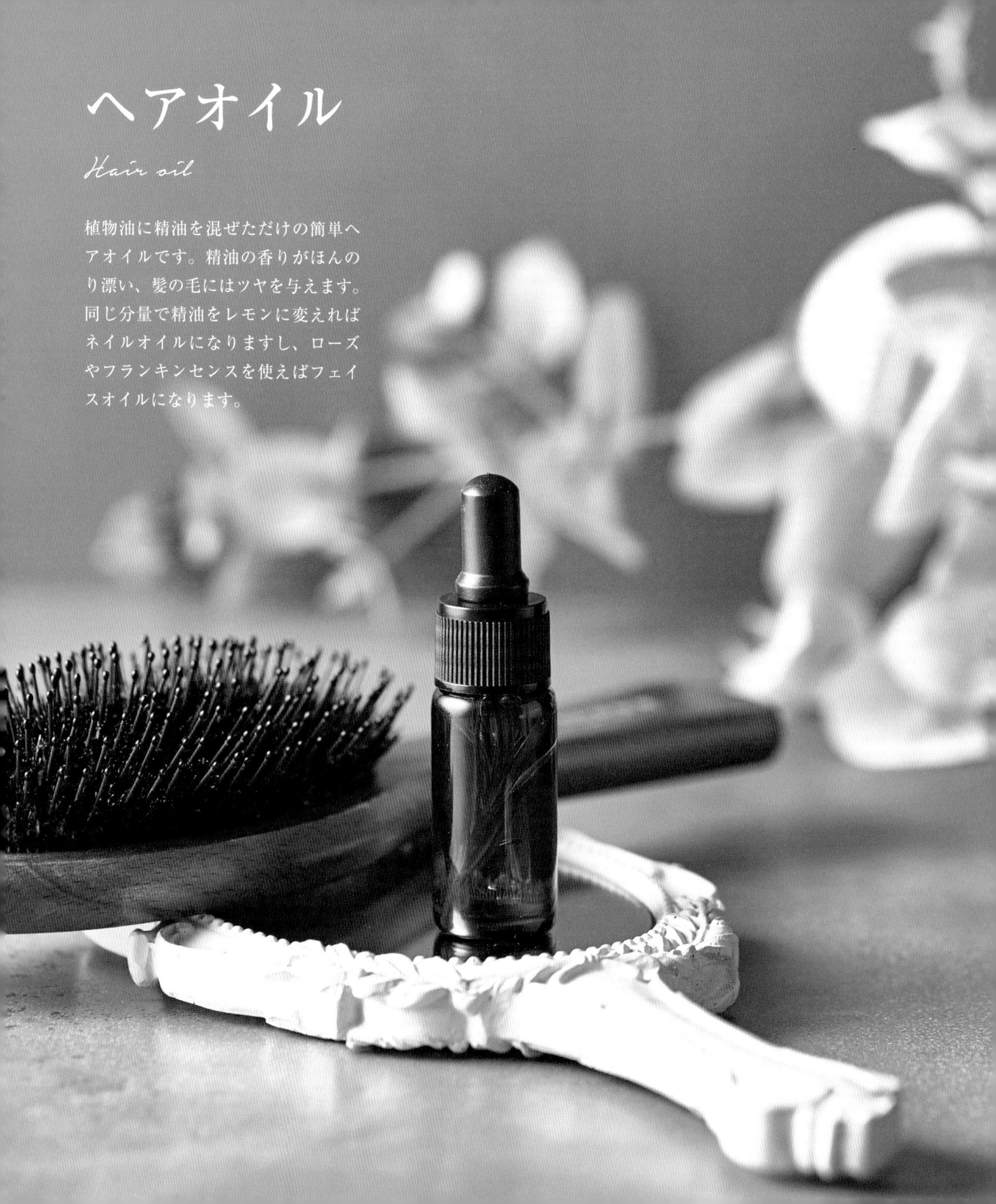

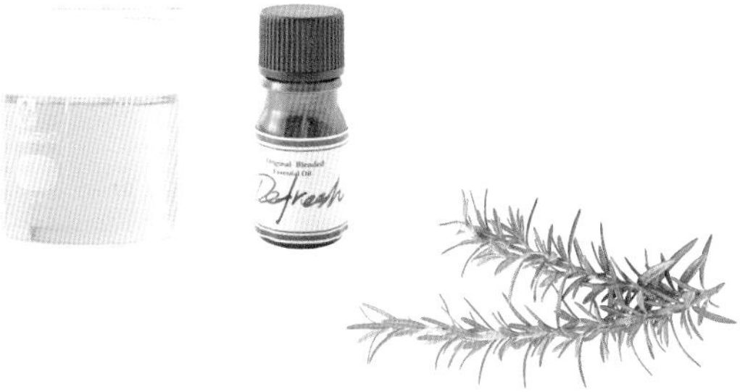

材料		道具
植物油 ※1	20mℓ	ビーカー
精油	10滴	ガラス棒
ローズマリー ※2	適量	保存容器

※1 オリーブ油(10mℓ)とマカダミア油(10mℓ)のブレンドがおすすめです。
※2 なくてもかまいません。

1

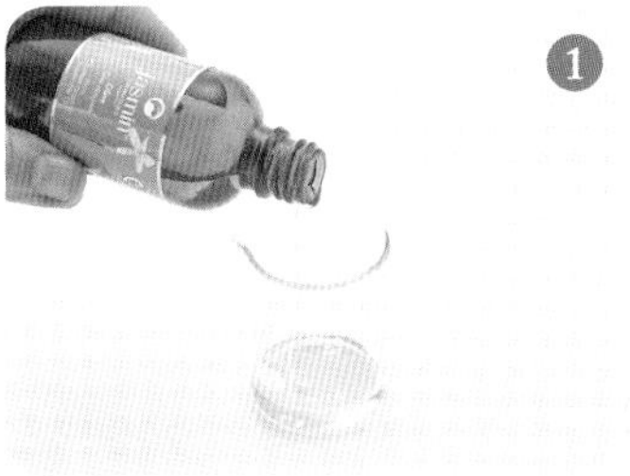

植物油を量ってビーカーに入れます。

2

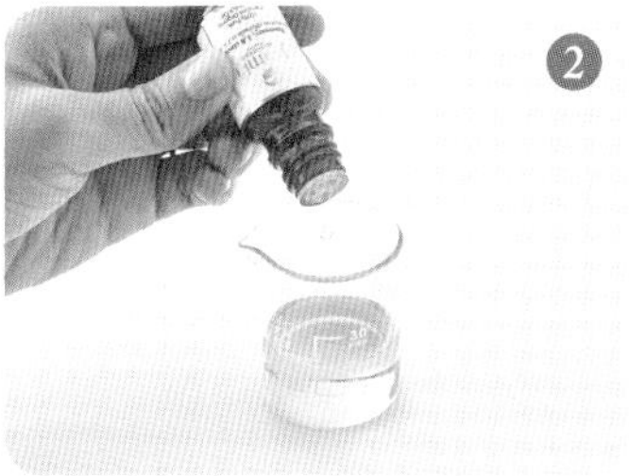

①に精油を加えます。

3

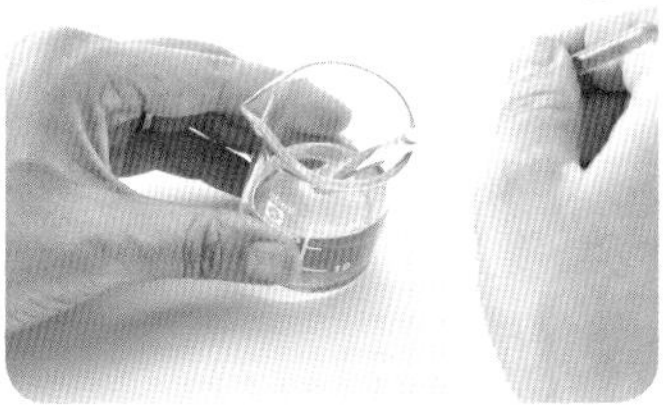

ガラス棒でよく混ぜます。

4

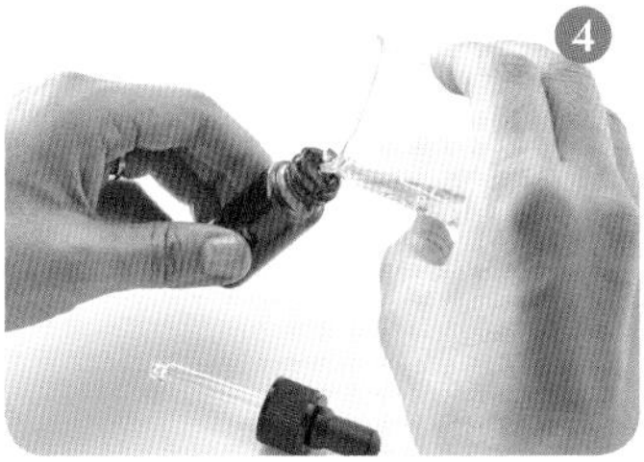

保存容器に入れます。

5

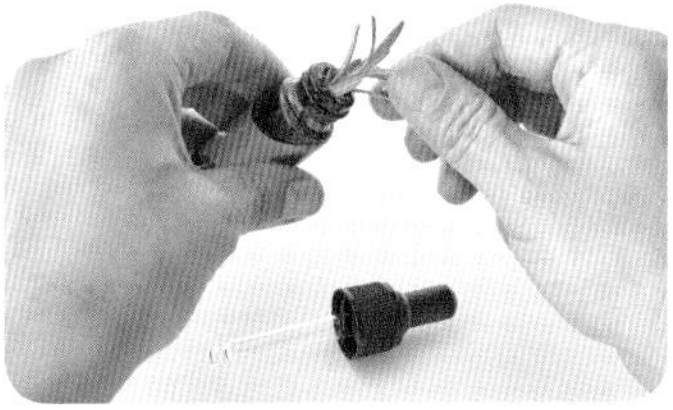

生のローズマリーがあれば、適量を保存容器に入れます。

6

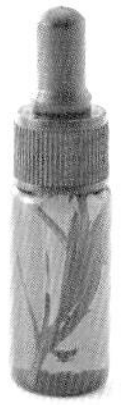

完成。手のひらに4～5滴垂らしてのばし、髪に塗布します。　保管期間 2～3週間

Advice

ヘアケアにおすすめのローズマリー

ヘアオイルは好みのブレンドで作ってもかまいませんが、よりヘアケア効果を高めたいならローズマリーがおすすめです。ローズマリー（6滴）とシダーウッド（4滴）をブレンドすると香りもまろやか。もし身近に生のローズマリーがあれば、カットして保存容器の中に入れるとフレッシュな香りがより楽しめます。

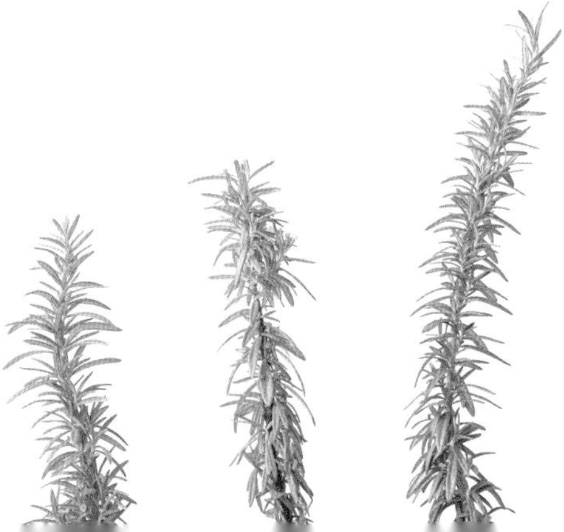

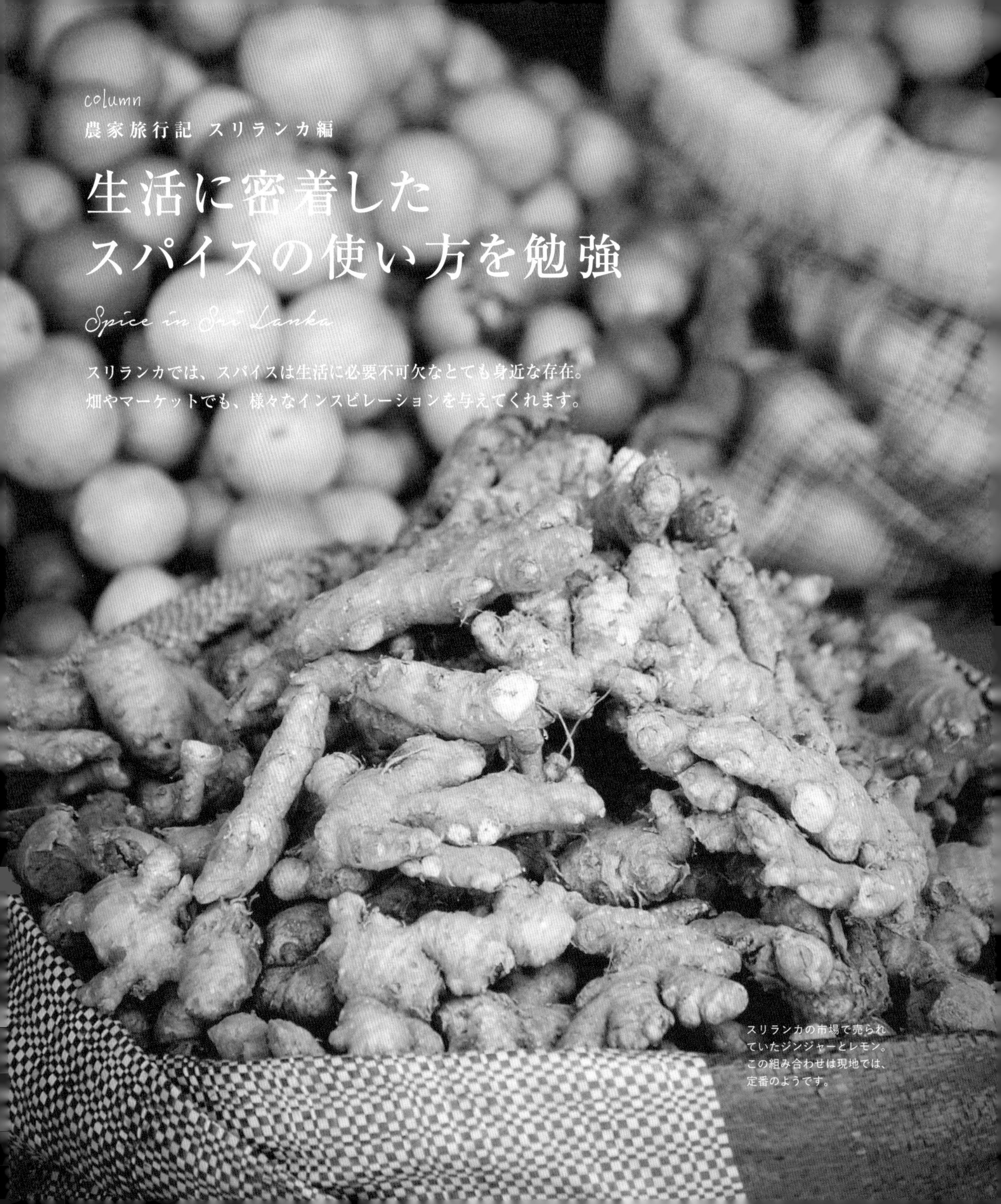

column

農家旅行記　スリランカ編

生活に密着した スパイスの使い方を勉強

Spice in Sri Lanka

スリランカでは、スパイスは生活に必要不可欠なとても身近な存在。
畑やマーケットでも、様々なインスピレーションを与えてくれます。

スリランカの市場で売られていたジンジャーとレモン。この組み合わせは現地では、定番のようです。

組み合わせの妙で3食カレーも毎日おいしく

私がはじめてスリランカを訪れたのは、息子を出産して半年後。久しぶりの農家訪問に、とても心がウキウキしたのを覚えています。それくらい農場を訪ねることは私の楽しみです。インドと同様、スパイス大国であるスリランカは、3食すべてがカレー。もちろん、日本で食べるカレーとはまったく違い、そのスタイルも素材も、そして組み合わせるご飯の種類も、毎食事ごとに異なるため、飽きるということがまったくありませんでした。この経験が、スパイス系の精油をブレンドするヒントを与えてくれたと思います。私は常々「料理とブレンドは似ている」と言いますが、このときもそれを実感しました。

カルダモンの葉やジンジャーの花に驚き

スリランカは伝統的な自然療法であるアーユルベーダが医療として定着しており、それに使われるハーブの価値と有用性が高く認められています。レモングラス、シトロネラ、クローブ、カルダモン、ジンジャー、ブラックペッパー、シナモンなどは、スリランカでも栽培されているスパイスで、人々にとっても身近な存在です。その中でも、私が印象深かったのは、カルダモンの葉やジンジャーの花を見たとき。それまでも、料理などに使うカルダモンの実やジンジャーの根（生姜）は見たことがありましたが、畑で地上に出ている葉や花を見るのははじめて。大変貴重な経験をさせていただきました。

マーケットではジンジャーの横にレモン

掘ったばかりのジンジャーの根を素手で割ったときも大変驚きました。一瞬吹き出すように、大変フレッシュなレモン調の香りがジンジャーからしたからです。それは、ふだん料理で使うジンジャーの香りとは、まったく異なり、まるでレモンそのもののような爽快感とクリアな香りが鼻に迫ってきたのです。また、スリランカのマーケットでは、どこに行ってもジンジャーの横にかならずレモンが置いてありました。料理、飲み物、お菓子……あらゆるものに、レモンとジンジャーが使われていることがよくわかる風景です。もちろん、精油をブレンドするうえでも、相性がよいのは言うまでもありません。

料理も精油もスパイスと柑橘系は相性抜群

ジンジャーとレモンだけでなく、料理でも精油のブレンドでも、スパイスと柑橘系は大変相性がよい組み合わせです。カレーだけでなく、スリランカでいただいた数々の料理は、私にたくさんのアイデアをくれ、今もそのときの思い出をひもときながら、ブレンドすることがあります。スリランカだけではなく異国の地での料理は私たちに新しい発見をもたらすことが多々ありますし、畑で収穫されたばかりの植物の香りは、精油に対する先入観や固定観念をぬぐい去り、新たなインスピレーションを与えます。このように、海外の農家を訪れる経験は栽培の様子を見る以外にも私にたくさんのことを教えてくれます。

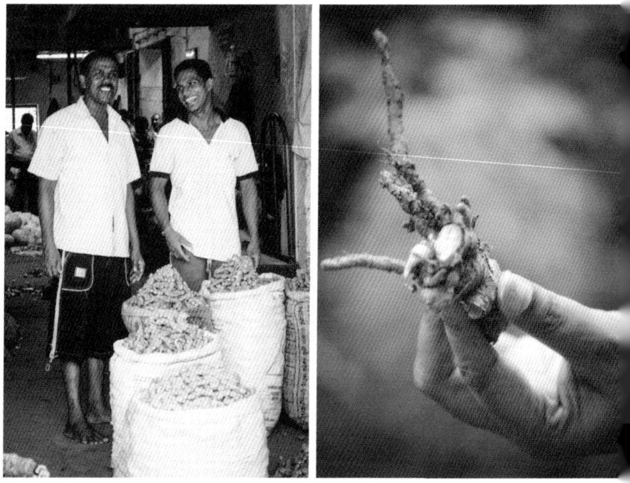

左：市場での現地の方との会話も、私にはインスピレーションになります。
右：とれたてのジンジャーは、フレッシュなレモンのような香りがします。

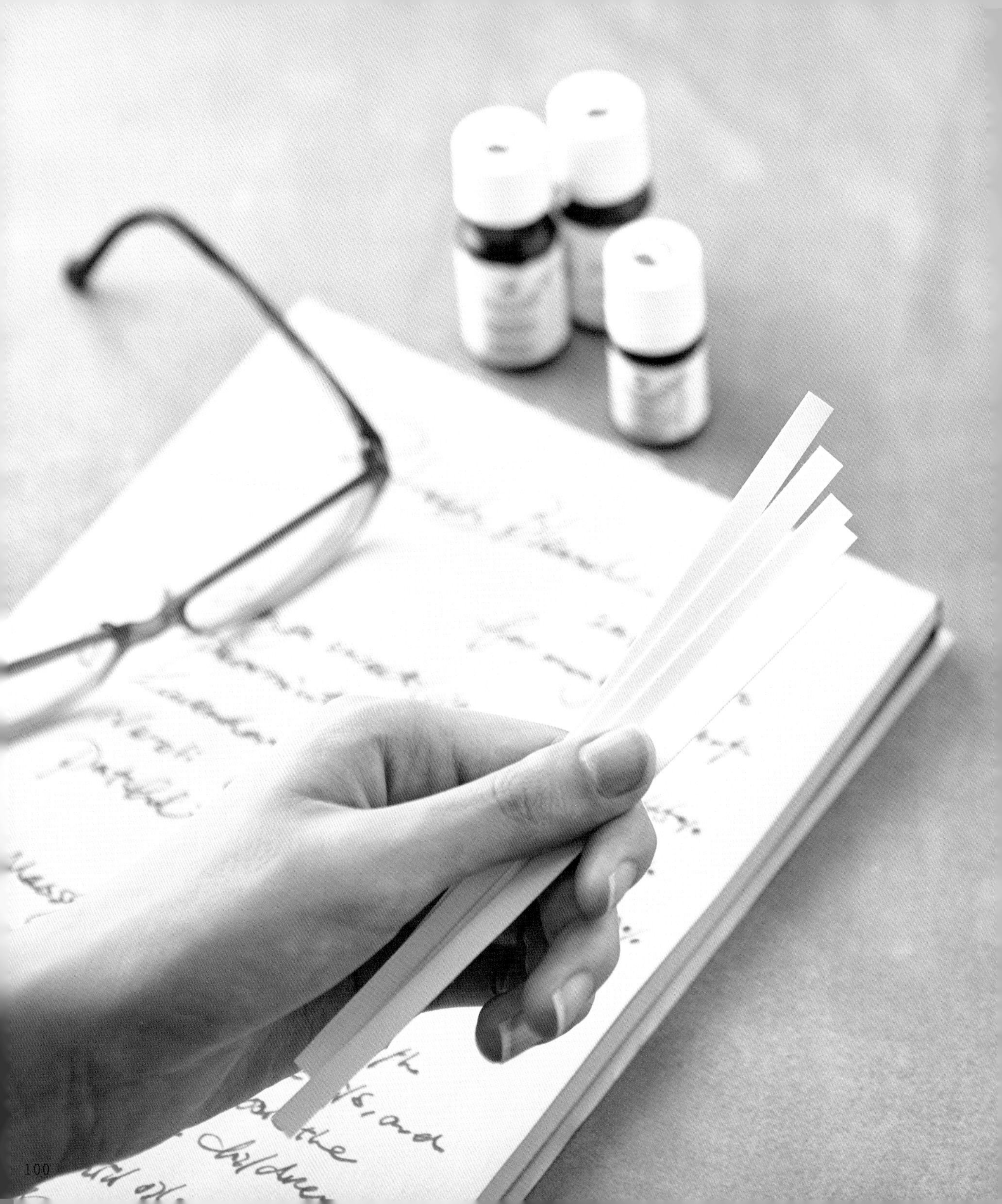

Chapter. 4

生活の中で楽しむ ブレンドレシピ

Blend recipes

ここでは、生活の中のシーンや目的、
あるいは心身の状態に合わせたブレンドのレシピを紹介します。
すべて私アネルズあづさが本書のために作った
オリジナルブレンドレシピです。
このレシピを見ると「この精油とこの精油をブレンドしていいの!?」
といった驚きや発見があるかもしれません。
その意外性は、あなたがさらにブレンドを楽しむきっかけに
なることでしょう。ブレンドの可能性は無限大です。
これらのレシピを参考に、その楽しみをどんどん広げてください。

※各レシピのおすすめの使い方をアイコンで紹介しています。

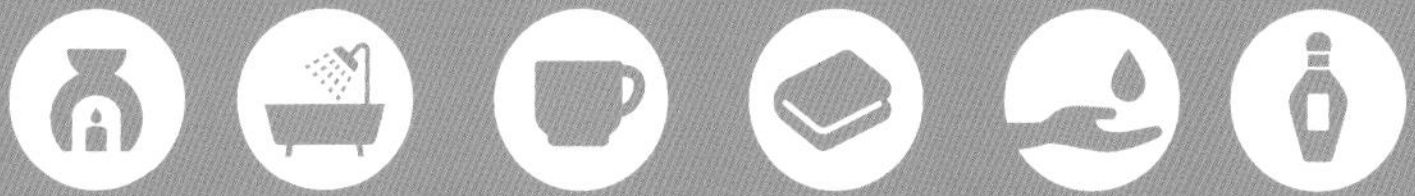

芳香浴　アロマバス 部分浴　吸入　湿布　マッサージ　香水 オーデコロン

リラックスしたいときに

Relax

時間に追われる多忙な日々、帰宅してもなかなかリラックスできない……
そんなときは香りの力を借りて、気持ちを切り替えましょう。
優しく包み込むような香りを嗅ぐことで、心身の緊張が和らいでいきます。

GREEN

グリーン調の優しさと甘さが香る穏やかブレンド

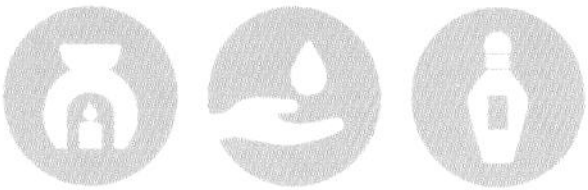

Recipe

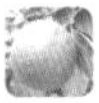	T	ベルガモット	30%
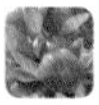	T	マンダリン	20%
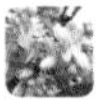	MB	ネロリ	20%
	B	サンダルウッド	30%

ベルガモットとネロリは心を穏やかに保つベストコンビ。ベルガモットはグリーンなフレッシュさが魅力ですが、マンダリンをプラスすることで優しい甘さが加わります。サンダルウッドの深く温かい香りが落ち着きを与え、ゆったりとした空間を作り出します。

FRESH

爽快感の中に甘さと温かさを感じるブレンド

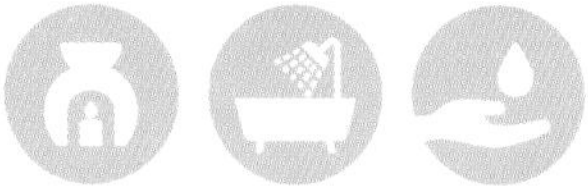

Recipe

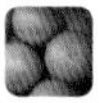	T	オレンジスウィート	40%
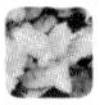	TM	スペアミント	10%
	M	真正ラベンダー	30%
	B	シダーウッド	20%

オレンジスウィートのフレッシュな甘さ、スペアミントの苦さと爽快感のある甘さ、この2つの甘さが絶妙のハーモニーを生み出します。そこにラベンダーの芳醇な香りとシダーウッドの深い木の香りが加わり、心をそっと温めてくれます。

憂うつな気分を明るくしたいときに

Revitalization

気分が落ち込んで、なかなか前向きになれないときには、
柑橘系のフレッシュな香りで気分転換してみましょう。
ベースノートの優しい香りも次のステップへ進む力を与えてくれます。

PEACEFUL

爽快感と鋭さの中に安心感を兼ね備えたブレンド

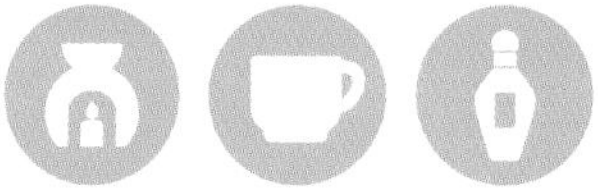

Recipe

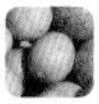	T	レモン	50%
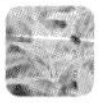	TM	ペパーミント	15%
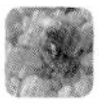	TM MB	フランキンセンス	35%

レモンのシャープで目が覚めるような酸味と、ペパーミントのグリーンな苦味が、さわやかさと鋭さを生みます。そこにフランキンセンスをプラスすることでマイルドな優しさと心地よさが加わります。いつの間にか呼吸が深くなり、憂うつな気分が和らぐでしょう。

SPICY

スパイシーな刺激と甘さを感じるエネルギーチャージブレンド

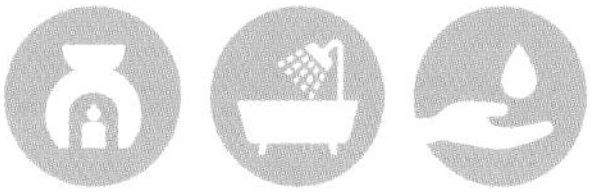

Recipe

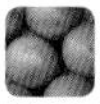	T	オレンジスウィート	50%
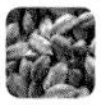	TM	カルダモン	10%
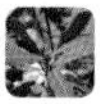	TM M	ローレル	10%
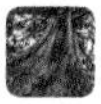	B	シダーウッド	30%

オレンジスウィートの爽快感と安心感のある甘さが、カルダモンのスパイシーでやや刺激のある甘さと見事に融合。そして、ローレルの包み込むような優しさとシダーウッドの深くて懐かしい香りが加わります。ゆっくりとエネルギーを感じられるブレンドです。

ぐっすり眠りたいときに

A good night rest

疲れがたまりすぎたり緊張が続いたりすると、なかなか眠れないものです。
まずは、甘さを感じる香りで心身の緊張をほぐしましょう。
香りを意識することで、呼吸が深くなり、自然と眠りも深くなります。

SOFT

やわらかく包み込む
優しさと落ち着きのブレンド

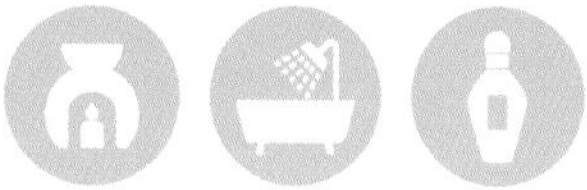

Recipe

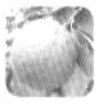	T	ベルガモット	40%
	M	真正ラベンダー	35%
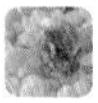	TM MB	フランキンセンス	25%

ベルガモットの惹きつけられるようなグリーンの香りとラベンダーの甘さが融合し、優しい空気がまわりを包み込みます。そこに、フランキンセンスを加えることで、心を穏やかな状態に。ゆったりとした気分で眠れるように誘ってくれます。

WARM

すっきりとした印象の中に
深い温かみと安心感を感じるブレンド

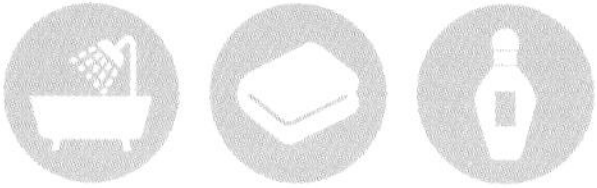

Recipe

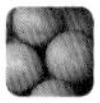	T	オレンジスウィート	50%
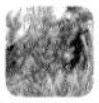	TM	ティートリー	20%
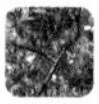	B	サンダルウッド	30%

オレンジスウィートの甘さが、ティートリーの透き通るような青くグリーンなさわやかさと融合することで、深呼吸を促します。そして、サンダルウッドの深くウッディな香りが、全体にやわらかい雰囲気を醸し出し、穏やかな眠りへと導きます。

すっきりと
目覚めたいときに

Wake up refreshed

朝、シャキッと目覚めることができれば、充実した1日が過ごせるもの。
柑橘系やハーブ調のさわやかな香りが、その手助けとなります。
さわやかさの中にある精油の個性を生かしつつ、ブレンドを楽しみましょう。

CLEAR

苦味と青い爽快感が気持ちを明瞭にするブレンド

Recipe

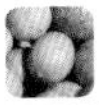	T	レモン	30%
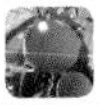	T	グレープフルーツ	20%
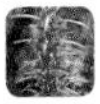	TM	ローズマリー 1.8シネオール	30%
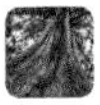	B	シダーウッド	20%

レモンのシャープな柑橘の香りとグレープフルーツの苦味と酸味のある爽快感。これにローズマリーの青くグリーンな香りがブレンドされて、目が冴えるような清涼感に。そして、シダーウッドが安定を与えます。1日を元気に過ごせるよう後押しをしてくれる香りです。

SHARP

シャープな爽快感の中に優しさを感じるブレンド

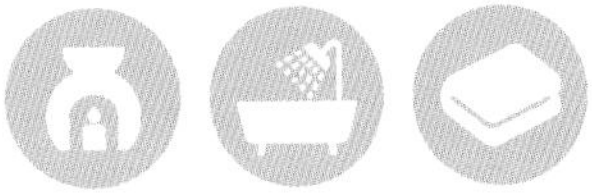

Recipe

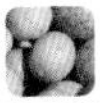	T	レモン	30%
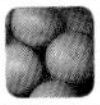	T	オレンジスウィート	20%
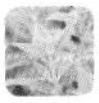	TM	ペパーミント	30%
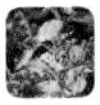	B	パチュリ	20%

レモンのシャープで鋭い爽快感、オレンジスウィートの甘さと優しさを備えた爽快感、そしてペパーミントのグリーンで抜けるような爽快感。それぞれ異なるさわやかさを持つ3種類の精油にパチュリがブレンドされることで、バランスのとれた心地よさを生み出します。

穏やかな心を
保ちたいときに

Soothing

イライラ、気分の落ち込み、怒り、緊張など、気分の揺れは
私たちの心身に大きなストレスを与えます。優しくて甘い香りや
ウッディな香りで心を落ち着かせ、穏やかな心を取り戻しましょう。

PEACEFUL

芳醇さと甘さを兼ね備えた
さり気ない香りのブレンド

Recipe

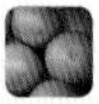	T	オレンジスウィート	40%
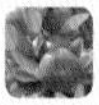	T	マンダリン	15%
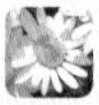	M	カモミールローマン	5%
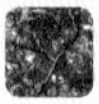	B	サンダルウッド	40%

オレンジスウィートとマンダリンが持つやわらかい甘さが、カモミールローマンの華やかな甘さと融合することで、深い芳醇さを兼ね備えた優しさを演出。そして、サンダルウッドの心に深く染み渡るようなウッディな甘さが安心感を与えます。

SWEET

ほんのりグリーンな爽快感と
ウッディな落ち着きを感じるブレンド

Recipe

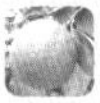	T	ベルガモット	30%
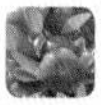	T	マンダリン	30%
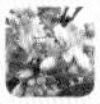	MB	ネロリ	15%
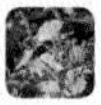	B	パチュリ	25%

ベルガモットとマンダリンのグリーンな甘さとともに、ネロリの深く丸みのある優しい香りが、全体を包み込むようなイメージを作り出します。そして、パチュリのドライな苦味と深みがしっかりと地に足を着かせ、安心感をもたらします。

仕事や勉強に
集中したいときに

Focus

香りは気持ちのオンとオフを切り替えるときの、よいきっかけになります。
仕事や勉強に向かうスイッチを入れるなら、酸味や爽快感のある香りがおすすめ。
気持ちをシャキッとさせ、集中力を高めます。

BREATHE

明瞭感を与え
深呼吸をサポートするブレンド

Recipe

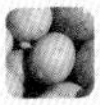	T	レモン	40%
	TM	ティートリー	20%
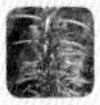	TM	ローズマリー 1.8シネオール	20%
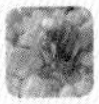	TM MB	フランキンセンス	20%

レモンとティートリーをブレンドすることで生まれるグリーンな酸味。この香りが、気分をすっきりと明瞭にします。そして、ローズマリーが持つやや苦味のあるグリーンな香りとフランキンセンスの落ち着いた香りが深呼吸を促し、集中力を高めます。

REFRESH

爽快感と優しい甘さが
気分をクリアにするブレンド

Recipe

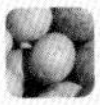	T	レモン	60%
	TM	ペパーミント	5%
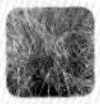	TM	レモングラス	5%
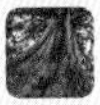	B	シダーウッド	30%

レモンの鋭さのある酸味とペパーミントのグリーンな爽快感、そしてレモングラスの甘さのあるリフレッシュ感。この3種の精油が、程よくやわらかさのある刺激を作り出します。そこにシダーウッドの深い甘さが加わることで、クリアで優しい印象に。

コミュニケーションを スムーズにしたいときに

Communication

スムーズなコミュニケーションに必要なのは、落ち着きと少しの積極性。
相手の話にしっかりと耳を傾けられるように、
そして優しい笑顔で言葉をかけられるように、香りがサポートしてくれます。

CALM

気持ちを落ち着かせ 背中を押してくれるブレンド

Recipe

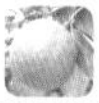	T	ベルガモット	60%
	TM MB	フランキンセンス	40%

ベルガモットの穏やかな爽快感と優しい甘さ、そしてグリーンな香りが心に落ち着きを取り戻させます。そして、フランキンセンスのニュートラルな香りが心に余裕をもたらします。一歩踏み出して人とつながれるように背中を押してくれる、そんなブレンドです。

CALM

深呼吸を促し気持ちの整理を サポートするブレンド

Recipe

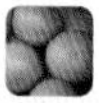	T	オレンジスウィート	70%
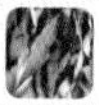	TM	ユーカリプタスラディアータ	10%
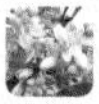	MB	ネロリ	20%

オレンジスウィートとユーカリプタスラディアータによって、苦味とさわやかさ、そして甘さが絶妙なバランスでブレンドされ、心地よさを生み出します。ネロリの華やかで優しく包み込むような甘さが安心と落ち着きをもたらし、コミュニケーションを促します。

官能的な夜を過ごしたいときに

Add a little romance

大切なパートナーと過ごすロマンチックでムーディな夜。
特別な演出はなくても、香りを漂わせるだけで親密な雰囲気が漂います。
少し刺激的かつ妖艶な香りで、ひとときを盛り上げましょう。

SWEET

爽快感と豊かな甘さに酔いしれるブレンド

Recipe

T	オレンジスウィート	60%
TM	スペアミント	10%
MB	イランイラン	5%
B	シダーウッド	25%

オレンジスウィートの爽快感、スペアミントの甘くてグリーンな香り、そしてイランイランの芳醇さ。この3つのブレンドが、官能的な感覚に触れるような程よい刺激をもたらします。さらにシダーウッドの深くて甘い香りが、気持ちの温かさを持続させます。

GLAMOROUS

華やかな妖艶さの中に安らぎをもたらすブレンド

Recipe

T	オレンジスウィート	40%
T	マンダリン	20%
MB	ローズ オットー	5%
B	パチュリ	10%
B	サンダルウッド	25%

オレンジスウィートとマンダリンが持つフレッシュな甘さと安心感が、ローズ オットーの豊かな甘さと融合し、華やかな妖艶さを演出します。そこに、パチュリのドライな印象とサンダルウッドの懐かしい香りが加わり、昔に返ったような安らぎをもたらします。

ヨガや瞑想を行うときに

Serendipity

ヨガや瞑想に集中できるように、頭の中に浮かんでくる雑念を取り払い、
「今」そして「自分」に集中できるようサポートするブレンドです。
なんとなく気持ちがふわふわして落ち着かない……そんなときにも役立ちます。

CENTERING

深呼吸を促し、気持ちの軸を自分の真ん中に戻すブレンド

Recipe

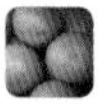	T	オレンジスウィート	50%
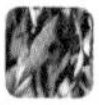	TM	ユーカリプタスラディアータ	20%
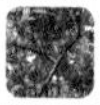	B	サンダルウッド	30%

ユーカリプタスラディアータのクリーンでシャープな香りとオレンジスウィートの新鮮な甘さが心地よいバランスを生み、サンダルウッドの深い甘さが、まわりに優しい空気をもたらします。深い呼吸を促すことで雑念が払われ、気持ちがぶれないように導きます。

CONCENTRATION

雑念をぬぐい去り今の自分に意識を集中させるブレンド

Recipe

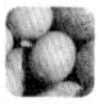	T	レモン	30%
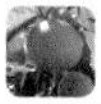	T	グレープフルーツ	20%
	TM	スペアミント	20%
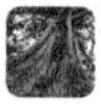	B	シダーウッド	30%

グレープフルーツの苦味と酸味がスペアミントの甘い爽快感と融合し、集中力を高めます。そして、シダーウッドの深い甘さがブレンドの軸となり、だんだんと落ち着きのある香りに。瞑想したいとき、じっくり自分と向き合いたいときにおすすめです。

子供の興奮が鎮まらないときに

Calm down kids

楽しい時間を過ごすとテンションが上がり、なかなか鎮まらない……。
大人でもこういうときがあるものです。興奮を鎮めて気持ちを落ち着かせ、
現実に戻れるように、香りの力で切り替えましょう。

SWEET

やわらかい甘さで ゆっくり包み込むブレンド

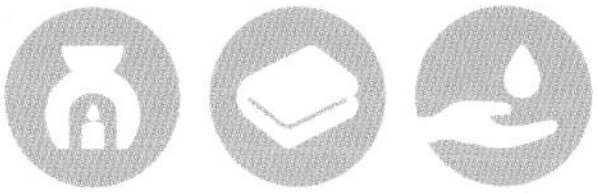

Recipe

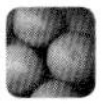	T	オレンジスウィート	50%
	M	真正ラベンダー	30%
	B	サンダルウッド	20%

オレンジスウィートの優しい爽快感と、ラベンダーの甘く包み込むようなやわらかい甘さ。子供も好むこの2つの精油に、落ち着きを与えるサンダルウッドを加えたブレンドが、まわりを温かい雰囲気に包み込みます。その中で、子供の興奮も鎮まることでしょう。

FRESH

爽快感のある優しさで 自分を取り戻すブレンド

Recipe

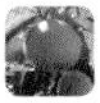	T	グレープフルーツ	60%
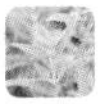	TM	ペパーミント	5%
	TM MB	フランキンセンス	35%

グレープフルーツの苦味と酸味、そしてさわやかさ。ペパーミントのシャープでグリーンな香り。この2つのブレンドがハッとするような鋭い感覚を与え、気持ちを現実に引き戻させます。そして、フランキンセンスのニュートラルな甘さが安心をもたらします。

空気を浄化したいときに

Clear the air

たばこやペットの不快な臭い、梅雨時期のどんより湿った空気……。
これらが部屋に蔓延すると、気分も優れません。
グリーンの香りやスパイシーな香りでリフレッシュしましょう。

CLEAR

心地よい甘さで 呼吸をサポートするブレンド

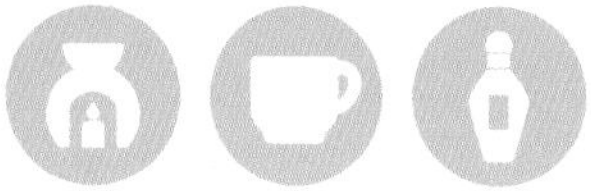

Recipe

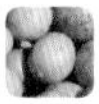	T	レモン	55%
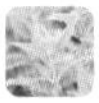	TM	ペパーミント	10%
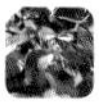	TM	クローブ	5%
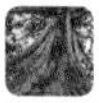	B	シダーウッド	30%

レモンとペパーミントのシャープでグリーンな目が覚めるような香り。そしてクローブの苦味とスパイシーさ。高い殺菌力があり、空気をクリアにするブレンドです。シダーウッドの深い甘さが、刺激的な香りを軽減させ、やわらかい雰囲気に仕上げます。

SPICY

スパイシーな甘さとウッディな香りが 調和をもたらすブレンド

Recipe

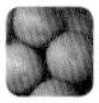	T	オレンジスウィート	55%
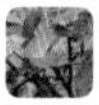	TM	シナモンリーフ	5%
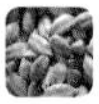	TM	カルダモン	15%
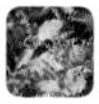	B	パチュリ	25%

オレンジスウィートの甘さと優しい爽快感、カルダモンとシナモンリーフのスパイシーで人を惹きつけるような甘さ、パチュリの深い土を感じさせる安心感。この個性的な香りによるブレンドが、どんよりとした空気を払拭し、心地よい空間へと変換します。

虫除けをしたいときに

Bug off

虫は気になるけれど、市販されている虫除けスプレーのケミカルな臭いが苦手。
そんな方には、レモンやレモングラスを使ったブレンドがおすすめです。
ルームスプレー（78ページ参照）を作って、ぜひ利用してください。

LEMON & BITTER

レモン調の爽快感と苦味のあるブレンド

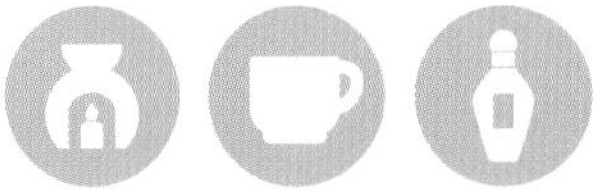

Recipe

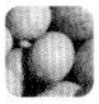	T	レモン	50%
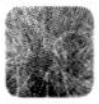	TM	レモングラス	20%
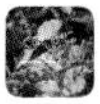	B	パチュリ	30%

レモンの爽快感が、レモングラスのすっきりとした甘さとブレンドされることで、さらにフレッシュさを増します。そこに、パチュリの深くドライな優しさが加わると、安心感がプラスされます。虫除けとしてだけでなく、リビングの香りにおすすめです。

LEMON & SWEET

レモン調の香りとクリアな甘さがバランスよく融合したブレンド

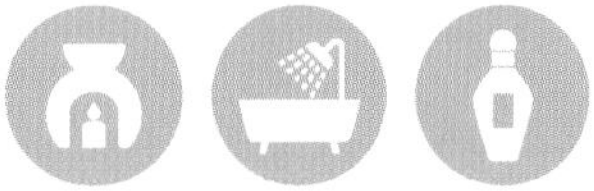

Recipe

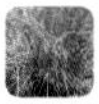	TM	レモングラス	25%
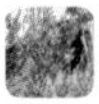	TM	ティートリー	35%
	B	サンダルウッド	40%

レモングラスの甘味のあるレモン調の香りと、ティートリーのグリーンな甘さがブレンドされ、さわやかでクリアな空間を演出。さらにサンダルウッドの深みがゆっくりと全体を包み込み、香りを持続させます。さわやかさの中に落ち着きのある大人っぽいブレンドです。

お客様を招くときに

Welcome guest

部屋に心地よい香りを漂わせ、お客様を歓迎する気持ちを表しませんか？
きっとお客様もその気持ちを感じ、喜んでくださることでしょう。
そのあとのお喋りもはずみ、楽しい時間を過ごせそうです。

FRESH

控えめな爽快感の中に温かさを感じるブレンド

Recipe

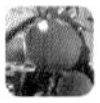	T	グレープフルーツ	50%
	M	マージョラム	20%
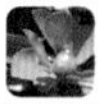	M	ペティグレン	15%
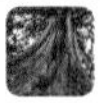	B	シダーウッド	15%

マージョラムとペティグレンのコンビが、まるで森の中にいるような雰囲気を作ります。それにグレープフルーツの苦味のある爽快感と落ち着いた印象のシダーウッドがブレンドされることで、控えめな優しさを演出。老若男女を問わず、幅広く好まれる香りです。

GREEN

グリーンな優しさと甘さの中に落ち着きをもたらすブレンド

Recipe

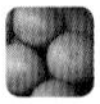	T	オレンジスウィート	60%
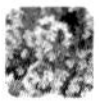	M	タイム リナロール	20%
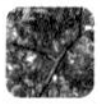	B	サンダルウッド	20%

タイム リナロールの優しくてやわらかさのあるグリーンな香りと、サンダルウッドの深い甘さがブレンドされることで、穏やかで落ち着いた香りになります。そして、オレンジスウィートの優しい甘さとさわやかさが軽さと明るさをもたらしてくれます。

お祝いごとの集まりに

Let's celebrate

バースデーパーティやウエディングパーティなど、
楽しく幸せなムードに包まれた場に、香りの演出で華を添えましょう。
甘く心地よい香りが、さらに笑顔の数を増やしてくれそうです。

ELEGANT

高貴さと華やかさを演出するハッピーブレンド

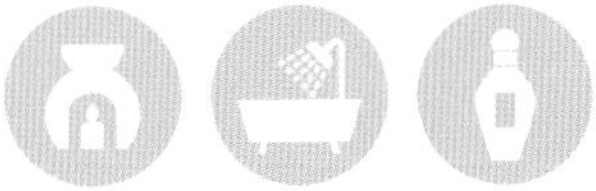

Recipe

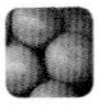	T	オレンジスウィート	70%
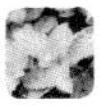	TM	スペアミント	25%
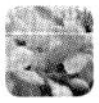	MB	ジャスミンサンバック	5%

ジャスミンサンバックの華やかで濃い甘さと、オレンジスウィートの甘い爽快感、そして、スペアミントのクリーンでシャープな香り。この3つのブレンドがゆったりとした温かく幸せな空間を演出します。ウエディングパーティにおすすめのブレンドです。

LOVELY

程よい甘さで落ち着きと心地よさをもたらすブレンド

Recipe

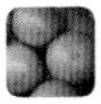	T	オレンジスウィート	50%
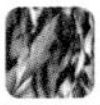	TM	ユーカリプタスラディアータ	20%
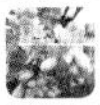	MB	ネロリ	10%
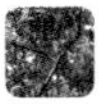	B	サンダルウッド	20%

ネロリのかわいらしい甘さとサンダルウッドの深い甘さが、このブレンドの軸。そこに、オレンジスウィートのフレッシュな甘さとユーカリプタスラディアータのクリア感が加わり、落ち着いた心地よい空間を作ります。オールマイティに活躍するブレンドです。

季節感を演出したいときに

Four seasons

季節を香りで表現するなんて、まさにブレンディングの醍醐味です。
どの香りで季節を表現するかはもちろん自由。大いに個性を発揮してください。
部屋に香らせることで、日々の生活がぐんと豊かなものになるでしょう。

SPRING BREEZE

芽吹きと春風をイメージした優しい香りの春ブレンド

Recipe

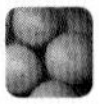	T	オレンジスウィート	60%
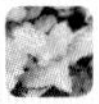	TM	スペアミント	5%
	M	カモミールローマン	5%
	B	サンダルウッド	30%

カモミールローマンの優しく包み込むようなフローラルな香りが、オレンジスウィートのさわやかさ、スペアミントのグリーンな甘さと融合し、優しい雰囲気の香りになります。サンダルウッドの深い香りがその優しいバランスを陰で支え、持続させます。

FRESH GREEN

新緑の力強さと爽快感が印象的な夏ブレンド

Recipe

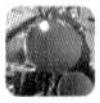	T	グレープフルーツ	50%
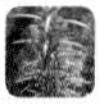	TM	ローズマリー 1.8シネオール	15%
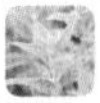	TM	ペパーミント	5%
	TM MB	フランキンセンス	30%

グレープフルーツの苦味と酸味に、ローズマリーとペパーミントのシャープでグリーンな香りがブレンドされ、新緑を感じるエネルギーを演出します。そして、フランキンセンスのニュートラルでやわらかい香りが、全体のバランスを整えます。

RED LEAVES

赤茶色に色づく景色と
心地よさを演出した秋ブレンド

Recipe

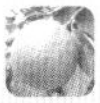	T	ベルガモット	45%
	M	真正ラベンダー	25%
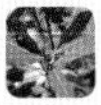	TM M	ローレル	5%
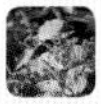	B	パチュリ	25%

ベルガモットのグリーンで深みのある爽快感が、ラベンダーとローレルの温かみのある甘さとブレンドされ、だんだんと葉が色づいていく深まる秋を思わせます。パチュリのドライで深みのある香りを加えることで、全体を包み込み、温かさを感じさせます。

WARM

温もりと優しさを
与えてくれる冬ブレンド

Recipe

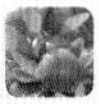	T	マンダリン	55%
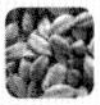	TM	カルダモン	15%
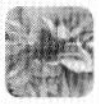	MB	ローズ オットー	5%
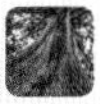	B	シダーウッド	25%

カルダモンの甘くスパイシーな香り、マンダリンのフレッシュ感とローズ オットーの華やかで濃い香り、そしてシダーウッドの深い甘さ。これらが絶妙のバランスでブレンドされて、優しく温もりのある香りに。冬の冷えた体を癒やしたいときにもおすすめです。

和の雰囲気を演出したいときに

ZEN

お茶会、華道の発表会、あるいは海外のお客様を迎えてのおもてなし。
そんな「和」を演出したいときには、日本産の精油を利用してみましょう。
日本人がどこか懐かしさを感じる和の香りは、心に安らぎを与えます。

WOODY

優しく懐かしい香りが心に落ち着きをもたらすブレンド

Recipe

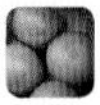	T	オレンジスウィート	45%
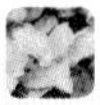	TM	スペアミント	15%
	M	真正ラベンダー	20%
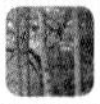	B	青森ヒバ	20%

オレンジスウィートとスペアミントの甘さを備えた爽快感、ラベンダーの優しさ、そして青森ヒバのグリーンでウッディな香りがブレンドされ、やわらかい印象に。心身に落ち着きをもたらすだけでなく、心の糸を引かれるような、懐かしさを感じる香りです。

CALM

明瞭感と酸味、そして深みを持った安心感を与えるブレンド

Recipe

	T	柚子	45%
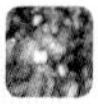	TM	ジンジャー	10%
	TM	スパイクラベンダー	15%
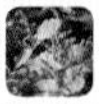	B	パチュリ	20%
	B	サンダルウッド	10%

柚子とジンジャーが持つスパイシーで瑞々しい香りが、スパイクラベンダーの優しく爽快な香りとよく合います。そこにパチュリの深みと、サンダルウッドの心を穏やかにする甘さが加わり、心身をゆったりリラックスさせて安心感をもたらします。

花粉症の症状を和らげたい

Hay fever

花粉症の代表的な症状が鼻づまり。鼻がつまると頭もぼんやりとして
日々の仕事や勉強にも支障が出てしまいます。
呼吸器系によい爽快感のあるブレンドを活用しましょう。

SHARP

鼻通りをよくする 鋭くすっきりとした爽快ブレンド

Recipe

T	レモン	50%
TM	ユーカリプタスラディアータ	30%
TM	ペパーミント	10%
B	シダーウッド	10%

鼻がつまったときにおすすめのブレンド。レモンの透き通るようなフレッシュ感、ユーカリプタスラディアータの苦味とグリーンさを兼ね備えた爽快感、ペパーミントの鋭いハーバルグリーン、それらが一体となって鼻通りをよくし、スムーズな呼吸を促します。

FRESH

呼吸をサポートする 優しい爽快感のあるブレンド

Recipe

T	レモン	50%
TM	ティートリー	30%
TM MB	フランキンセンス	20%

鼻づまりを緩和するブレンドですが、左のレシピよりやわらかさを感じる香りです。ティートリーの優しくさわやかな印象とレモンのクリアなフレッシュ感が、フランキンセンスの落ち着いた香りと交わることで、温かい雰囲気に。呼吸がしやすくなるよう助けます。

風邪を予防したい

Flu resistance

風邪はウイルスによる感染症のひとつ。
まずは、免疫力を高めてウイルスに勝つ体を作ることが大切です。
精油の殺菌作用などを利用し、ウイルスの蔓延を防ぐ環境を整えましょう。

SUPPORT

心身の疲労からくる 免疫力低下をカバーするブレンド

Recipe

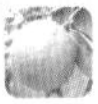	T	ベルガモット	40%
	TM	ペパーミント	10%
	M	真正ラベンダー	35%
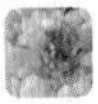	TM MB	フランキンセンス	15%

ベルガモットの深いグリーンが、ペパーミントのシャープさを包み込んで優しい印象に。ラベンダーとフランキンセンスはリラックス効果も高く、バランスを保ち香りの軸となります。心身の疲れで下がってしまった免疫力をアップさせるブレンドです。

PROTECT

外的要因が原因の感染を予防する 抗菌・殺菌ブレンド

Recipe

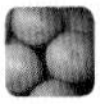	T	オレンジスウィート	50%
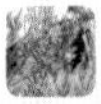	TM	ティートリー	30%
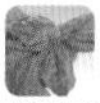	M	バジル	5%
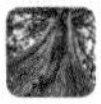	B	シダーウッド	15%

感染予防になる抗菌作用や殺菌作用を持つ精油のブレンドです。オレンジスウィートの甘くさわやかな香りと、ティートリーとバジルのグリーンで明瞭な香り。そこにシダーウッドの深い香りが加わることでバランスがとれ、優しい印象に仕上がります。

頭痛を和らげたい

Headache relief

頭痛は緊張や精神的な疲れからくることも少なくありません。
精油の持つ鎮痛作用、鎮静作用、鎮けい作用などが心身をリラックスさせて、
症状緩和を総合的にサポートします。

FRESH

程よい爽快感で
痛みを和らげるブレンド

Recipe

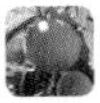	T	グレープフルーツ	50%
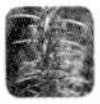	TM	ローズマリー 1.8シネオール	10%
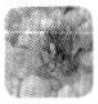	TM MB	フランキンセンス	40%

グレープフルーツの苦味と甘さが、ローズマリーの鋭さと融合。そして、フランキンセンスのやわらかく優しい香りが軸となり、気持ちをどっしりと落ち着かせます。精油の鎮静作用や鎮けい作用などが痛みを緩和させるとともに、リラックスを促します。

CALM

甘さを感じさせながら
鎮静をサポートするブレンド

Recipe

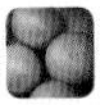	T	オレンジスウィート	50%
	M	真正ラベンダー	20%
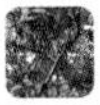	B	サンダルウッド	30%

オレンジスウィートのフレッシュな甘さ、ラベンダーのフローラルな優しさ、そして、サンダルウッドの深い香り、それらがブレンドされて落ち着きをもたらします。ラベンダーとサンダルウッドには鎮痛作用があり、頭痛以外の様々な痛みに役立ちます。

女性ホルモンのバランスを整えたい

Women's balance

女性の体に起こる月経痛やPMS(月経前症候群)、そして更年期。
これらは女性ホルモンのバランスの乱れが主な原因です。
ストレスによる自律神経の乱れも原因になりやすいため、心身ともにケアしましょう。

SWEET

さわやかさと深い甘さを感じるPMS対策ブレンド

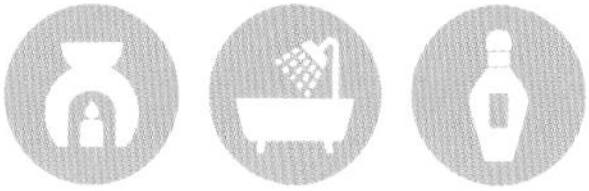

Recipe

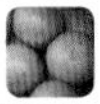	T	オレンジスウィート	35%
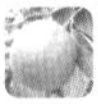	T	ベルガモット	20%
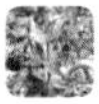	M	クラリセージ	15%
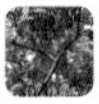	B	サンダルウッド	30%

月経の2～10日前になると感じる心身の不調、それがPMSです。オレンジスウィートとベルガモットの甘さ、クラリセージの心地よいグリーン感、サンダルウッドの深い香り、それらが総合的に働きかけて不安定な心身を落ち着かせ、様々なPMSの症状を癒やします。

SOFT

月経前の肌荒れを緩和する心地よく甘いブレンド

Recipe

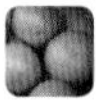	T	オレンジスウィート	50%
	M	マージョラム	15%
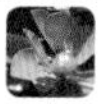	M	ペティグレン	15%
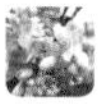	MB	ネロリ	20%

PMSの症状が起こりやすいのが肌荒れ。オレンジスウィートのフレッシュ感、ペティグレンのグリーンな香り、ネロリの優しさ、そしてマージョラムの温かさ。それらがブレンドされて心地よい甘さを生み、ホルモンバランスを整えて肌の状態を安定させます。

WORM

やわらかい甘さと温かさが
月経痛の緩和をサポートするブレンド

Recipe

	T	オレンジスウィート	30%
	T	マンダリン	20%
	T MB	サイプレス	20%
	M	真正ラベンダー	30%

オレンジスウィートとマンダリンの甘さとやわらかさ、サイプレスのウッディでドライな酸味、ラベンダーのフローラルな甘さ。これらが心身の不快感を全般的に和らげます。すべてに鎮けい作用があるため、月経痛の痛みを和らげたいときにとくにおすすめです。

DEEP

深みと包容力を感じる
更年期におすすめのブレンド

Recipe

	T	オレンジスウィート	55%
	TM	ジュニパーベリー	15%
	MB	ローズ オットー	5%
	B	パチュリ	25%

ジュニパーベリーの酸味とローズ オットーの深く濃い甘さ。オレンジスウィートの爽快感ある優しさとパチュリの深い香り。イライラ、憂うつ、ほてり、むくみなど心身に起こる更年期の症状を全般的に癒やすブレンド。まず、呼吸を整えて心身のバランスを整えます。

時差ボケを和らげたい

Jet lag

眠る時間に目が冴え、活動するべき時間に眠気が襲う……
引きずると、せっかくの旅の楽しみも半減してしまいます。
爽快感のある香りを活用して眠気を覚まし、頭をクリアにしましょう。

CLEAR

温かみのある苦さと爽快感で意識をクリアにするブレンド

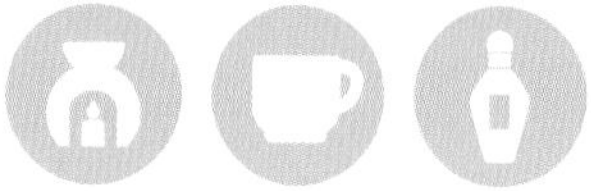

Recipe

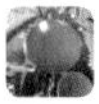	T	グレープフルーツ	55%
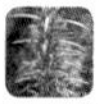	TM	ローズマリー 1.8シネオール	30%
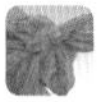	M	バジル	5%
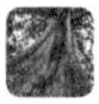	B	シダーウッド	10%

グレープフルーツの苦味と爽快感、ローズマリーが持つグリーンさ、そしてバジルの程よい刺激。これらの精油をシダーウッドがまとめ、意識が明瞭になるように働きかけます。活動する時間なのに、眠くて気分もどんより……そんなときにおすすめです。

FRESH

フレッシュな香りで明瞭さを増すブレンド

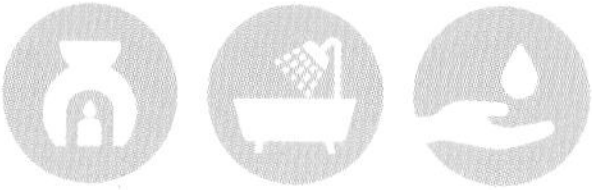

Recipe

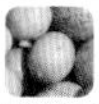	T	レモン	50%
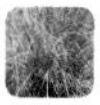	TM	レモングラス	5%
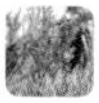	TM	ティートリー	35%
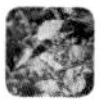	B	パチュリ	10%

レモンのシャープな香りとレモングラスの甘いレモン調の香り、ティートリーのグリーンでクリアな香り。そこにパチュリを加えると、全体のバランスがとれます。程よく刺激を与えるブレンドで体内の循環を活発にし、頭の働きを明瞭にします。

消化不良や吐き気を改善したい

Anti-nausea

消化器系の不調には、その機能を活性させる柑橘系やスパイス系の精油が役立ちます。まずはアロマバスなどで利用し、気持ちを落ち着かせましょう。吐き気には、ペパーミントを吸入するだけでも改善に役立ちます。

SPICY

甘さとスパイシーさで腸の働きと気分の改善を促すブレンド

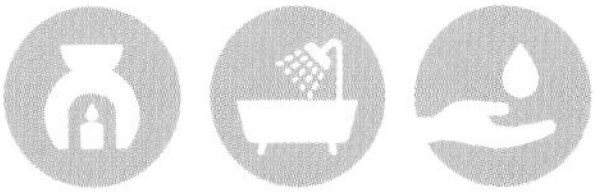

Recipe

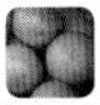	T	オレンジスウィート	50%
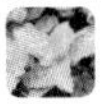	TM	スペアミント	5%
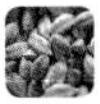	TM	カルダモン	15%
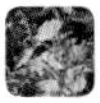	B	パチュリ	30%

オレンジスウィート、スペアミント、カルダモンの甘さとスパイシーさがブレンドされて、心地よい刺激とさわやかさを生みます。そこにパチュリの深みと温かみが加わることで、呼吸の安定と消化促進をサポート。心をゆったりと落ち着かせるブレンドです。

BITTER

苦味と爽快感で腸の働きをサポートするブレンド

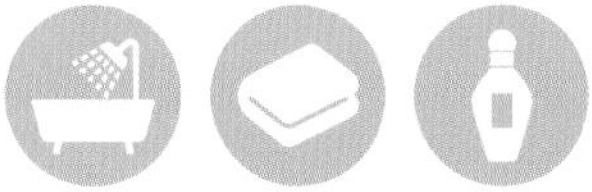

Recipe

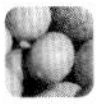	T	レモン	50%
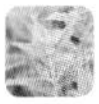	TM	ペパーミント	5%
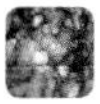	TM	ジンジャー	10%
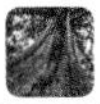	B	シダーウッド	35%

ペパーミントのシャープでグリーンな香りが程よい刺激を、レモンとジンジャーのコンビがスパイシーでフレッシュな爽快感を与えます。そして、シダーウッドの深い甘さが加わることで、ゆったりとした呼吸を促し、消化と循環をサポートします。

汗の臭いを和らげたい

Stay fresh

汗をかいたあとの臭いが気になるけれど、制汗スプレーや
ケミカルなデオドラント剤には頼りたくない方におすすめのブレンドです。
オーデコロン（92ページ参照）などを作って、ぜひ利用してみてください。

SOFT

やわらかさと深みを備えた爽快ブレンド

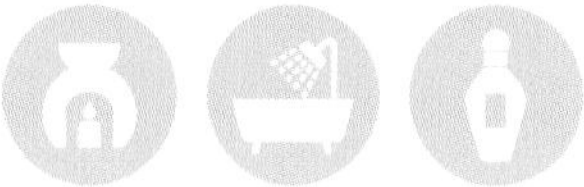

Recipe

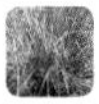	TM	レモングラス	35%
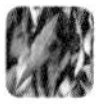	TM	ユーカリプタスラディアータ	25%
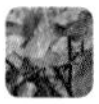	TM	シナモンリーフ	10%
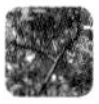	B	サンダルウッド	30%

強い甘さのレモングラスとスパイシーなシナモンリーフ、爽快なユーカリプタスラディアータの3種がバランスを保ち、やわらかい香りに。そしてどっしりとした印象のサンダルウッドが落ち着きをもたらします。さわやかさがありつつ、深みを感じるブレンドです。

GREEN

青みのある苦さが魅力のすっきりブレンド

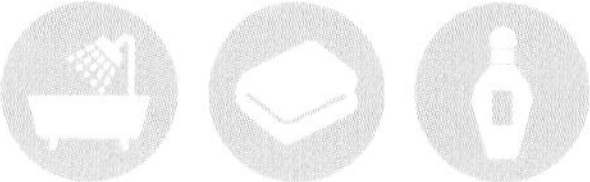

Recipe

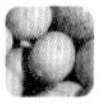	T	レモン	40%
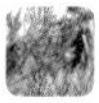	TM	ティートリー	20%
	M	真正ラベンダー	30%
	B	パチュリ	10%

フレッシュなレモンとクリアなティートリー。シャープでさわやかなコンビネーションです。さらに、ラベンダーのフローラルで甘い香りが清潔感を演出し、パチュリにはデオドラント作用があります。すっきりとした印象で、リフレッシュしたいときにおすすめです。

新陳代謝を上げたい

Go with the flow

代謝が下がると、体内に余分な水分や老廃物がたまり、むくみや肌荒れを
起こす原因に。そして、健康にも美容にも悪影響となります。
程よい刺激のある精油で体内循環を促し、めぐりのよい体を目指しましょう。

FRESH

爽快感とともに循環をサポートするブレンド

Recipe

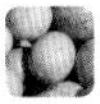	T	レモン	50%
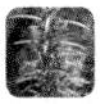	TM	ローズマリー 1.8シネオール	20%
	M	マージョラム	10%
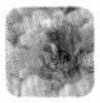	TM MB	フランキンセンス	20%

レモンもローズマリーも循環促進作用に優れた精油。この爽快感を与える2種が、心身のバランスを保つマージョラムの優しい甘さと融合。フランキンセンスのやわらかく芯のある香りとともに、呼吸を整えながら体に温かさを送り込んでくれます。

SPICY

スパイシーな甘さが体の中心軸を温めるブレンド

Recipe

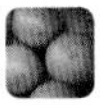	T	オレンジスウィート	50%
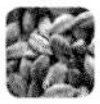	TM	カルダモン	10%
	TM	ブラックペッパー	15%
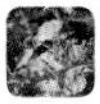	B	パチュリ	25%

カルダモンとブラックペッパーのスパイシーコンビが心身ともに程よい刺激を与え、オレンジスウィートの甘くさわやかな香りとよいバランスを保ちます。そこに安定感をもたらす深い香りのパチュリが加わることで、体の中心軸が温まり体内循環をサポートします。

免疫力をアップしたい

Boost your immunity

病気に抵抗できる、健やかな体を作る原動となるのが免疫力です。
この免疫力を高めるためには、心身のバランスを整えること、
体内の循環をよくするのがポイント。精油の様々な力がその助けとなります。

WORM

温かみのある甘さと深い包容力を感じるブレンド

Recipe

T	ベルガモット	20%
T	オレンジスウィート	30%
TM	ティートリー	25%
M	真正ラベンダー	20%
B	ベティバー	5%

ベルガモットとティートリーが持つ苦味とグリーンな優しさ、オレンジスウィートとラベンダーが持つやわらかくフレッシュな甘さ。これらがベティバーの深く重さのある香りと融合。ゆっくりと染み渡るように心身のバランスを整え、免疫力アップを促します。

FRESH

呼吸や血流を促し爽快感を与えるブレンド

Recipe

T	レモン	30%
T	グレープフルーツ	20%
TM	ペパーミント	5%
TM	ユーカリプタスラディアータ	20%
B	シダーウッド	25%

レモンのクリアなフレッシュ感、グレープフルーツの苦味と甘さ、そしてペパーミントとユーカリプタスラディアータが持つフレッシュでシャープな香り。この爽快感あふれるブレンドに、シダーウッドの温かい甘さが融合し、スムーズな呼吸と循環を促します。

体の疲労を回復したい

Rest and relaxation

体の疲労を癒やすには、アロマバスなどにゆっくり浸かり十分に休むこと。
それと同時に精神的な疲れを癒やすことも不可欠です。
体の機能を活性して疲労回復すると同時に、心のリラックスも心がけましょう。

SPICY

スパイシーな刺激とさわやかさで心身を整えるブレンド

Recipe

T	レモン	55%
TM	スペアミント	10%
TM	ブラックペッパー	15%
MB	ネロリ	20%

レモンのクリアなフレッシュさと、スペアミントが持つさわやかな甘さ、そしてブラックペッパーの程よい刺激。これらの個性あふれる精油をネロリの優しさが包み込み、全体のバランスをとります。体だけでなく心の疲労も軽減するブレンドで、体調を整えます。

SWEET

深い甘さと爽快感が心を解き全体のバランスを整えるブレンド

Recipe

T	グレープフルーツ	60%
TM	ペパーミント	10%
TM	カルダモン	20%
MB	イランイラン	10%

グレープフルーツの甘い爽快感が、ペパーミントのシャープなグリーンと、カルダモンの温かいスパイシーさと融合。イランイランの甘さが心身をやわらかく包むような優しさを与えます。それとともに、体の機能を活性化し、心身のバランスを整えます。

Essential oils for advanced technique

レシピのバリエーションを増やす精油プロフィール

この章のレシピで使用したブレンディングの幅を広げる精油です。
Chapter.2では紹介していませんが、持っていると様々なブレンドに役立ちます。

シダーウッド

Cedarwood

どっしりとした印象で気持ちを落ち着かせる香り。不安や緊張を和らげ、心を穏やかにします。

MIDDLE　MID/BASE　BASE

香りの強さ

学名	*Cedrus atlantica*
科名	マツ科
抽出部位	木
精油製造法	水蒸気蒸留法

作用
去たん作用、抗感染作用、抗菌作用、収れん作用、鎮静作用、（穏やかな）利尿作用

バジル

Basil

さわやかでクリアな印象の香り。マイナスの感情を切り替えて不安を解消し、心身疲労を緩和します。

MIDDLE　MID/BASE　BASE

香りの強さ

学名	*Ocimum basilicum*
科名	シソ科
抽出部位	葉
精油製造法	水蒸気蒸留法

作用
月経調整作用、抗うつ作用、抗菌作用、消化促進作用、鎮静作用

注意事項（※）

※妊娠中・授乳中の使用は控えてください。皮膚刺激を感じる場合があります。

タイム リナロール

Thyme linalool

甘さとグリーンさを兼ね備えた香り。勇気を与える精油と言われ、呼吸器系によく働きます。

MIDDLE　MID/BASE　BASE

香りの強さ

学名	*Thymus vulgaris ct linalool*
科名	シソ科
抽出部位	花が咲いた全草
精油製造法	水蒸気蒸留法

作用
抗感染作用、抗菌作用、抗真菌作用、殺菌作用、消化促進作用、神経強壮作用、鎮静作用、鎮痛作用

ベティバー

Vetiver

全体を包み込むような、ウッディな香り。リラックス効果に優れ、心に安らぎを与えます。

MIDDLE　MID/BASE　BASE

香りの強さ

学名	*Vetiveria zizanoides*
科名	イネ科
抽出部位	根部
精油製造法	水蒸気蒸留法

作用
抗菌作用、鎮静作用、ホルモンバランス調整作用、虫除け作用

マンダリン

Mandarin

温かさと甘さを感じる柑橘の香り。気持ちを落ち着かせて、優しい気分に導きます。

MIDDLE MID/BASE BASE

香りの強さ

学名	*Citrus reticulata*
科名	ミカン科
抽出部位	果皮
精油製造法	圧搾法

作用
抗感染作用、抗菌作用、循環促進作用、消化促進作用、食欲増進作用、胆汁分泌促進作用、鎮けい作用、鎮静作用

ローレル

Laurel

心地よい爽快感のある香りで元気をつけたいときにおすすめ。深い呼吸を促します。

MIDDLE MID/BASE BASE

香りの強さ

学名	*Laurus nobilis*
科名	クスノキ科
抽出部位	葉・枝
精油製造法	水蒸気蒸留法

作用
強壮作用、去たん作用、抗菌作用、鎮痛作用

青森ヒバ（和の精油）

Aomori hiba

フレッシュでグリーンな香りは、まるで森林浴をしているかのような感覚に。虫除けにもなる便利な精油です。

MIDDLE MID/BASE BASE

香りの強さ

学名	*Chamaecyparis obtuse*
科名	ヒノキ科
抽出部位	枝葉
精油製造法	水蒸気蒸留法

作用
抗菌作用、抗真菌作用、鎮静作用

柚子（和の精油）

Yuzu

柚子湯で知られるように、古くから日本人に愛された柑橘。優しい香りで血行をよくし、体を温めます。

MIDDLE MID/BASE BASE

香りの強さ

学名	*Citrus junos*
科名	ミカン科
抽出部位	果皮
精油製造法	圧搾法

作用
強壮作用、抗感染作用、殺菌作用、刺激作用、鎮痛作用、利尿作用

注意事項（※）

※肌に塗布したあと2時間は、肌を直射日光に当てないでください。
※アロマバス、部分浴への使用は控えてください。

column

農家旅行記 フランス編

見極める力を教えてくれたラベンダー農家

Lavender in France

私自身が精油の買いつけのために
農家に足を運ぶようになったのは、
ラベンダーがきっかけでした。
そこで、見極める力の必要性を
強く感じたことが、今につながっています。

農家の人は様々な会話の中で取引先を観察

私が訪れたフランスの農家が作るラベンダーの精油は、オーガニックの認証を受けており、とても大切にラベンダーを育てていました。有機栽培（141ページ参照）でラベンダーを育てているその畑は、人里離れた奥地にあり、とても美しい光景なのに誰も人がいませんでした。そんな少し考えれば当たり前のことにさえ私は驚きを覚えたものです。66ページで述べていますが、ラベンダーにはいくつかの種類があります。このラベンダーの違いを自ら視て、触れて、嗅いでわかるようになったのもこの頃。それができないと農家の方たちとまともに会話することができない、ましてやビジネスの交渉ができないと強く感じたのがきっかけです。なぜなら、農家の方々は取り引きする相手をよく観察していることに気づいたからです。

「想い」に応えられるアロマセラピストに

植物や精油に対してどの程度の知識を持っているか、品質を見抜く感覚を持っているか、価格最優先でラベンダーなら何でもいいと思っていないか、それらを会話の中で探り、その答えによって農家の方は、見せる畑を取引先ごとに変えていたのです。それを知ったときはショックでしたが、これが現実なのだと実感しました。この情報化社会でも、質のよい精油を作る農家を見つけることは容易ではありません。一番確実なルートは、農家から別の農家を紹介してもらうことです。しかし、農家には農家同士のつながりがあり、信用できる相手にだけしか紹介してくれません。なぜなら、そこにはお金に換算できない「想い」があるからです。私はその「想い」に応えられるアロマセラピストでありたいと、農家を訪ねる度に思います。

Chapter.5

アロマセラピーの基礎知識

Basic aromatherapy lesson

精油はただ香りを楽しむだけではなく、
心身をよりよい状態に導く働きを持っています。
その力を利用するのがアロマセラピーです。
精油を使ったアロマセラピーは、どのようにして
誕生したのか、なぜ私たちの心身に働きかけるのか、
精油はどのようにして作られるのか、
アロマセラピーの基礎について学びましょう。
その知識が、ブレンドした精油を幅広く活用する
サポートになるはずです。

Part.1

アロマセラピーとは

精油の香りを使い、心身をよりよい状態へと導くアロマセラピー。
その有用性が知られるようになってから今日まで、幅広い分野で活用されています。

精油が持つ効能を 健康や美容に役立てる自然療法

アロマセラピーは「Aroma（芳香）」と「Therapy（療法）」を合わせた造語で、フランス人化学者のルネ・モーリス・ガットフォセによって生み出されました。彼は実験中にやけどを負い、近くにあったラベンダーの精油を肌に塗って癒やしたそうです。身をもって精油の効能を知った彼は、心身に対する精油の影響を研究し、『Aromathérapie』という書物にまとめます。それを機に「アロマセラピー」という言葉が浸透していきました。

植物を使う自然療法は、ほかにメディカルハーブや漢方などがありますが、アロマセラピーは植物の有効成分が詰まった“精油”を使うことが大前提です。そのため、質のよい精油を選択することが不可欠であり、それを見極める力を養うことも重要です。Chapter.3で紹介しているように、精油の使い方には様々な方法があります。好きな香りをライフスタイルに合った方法で心身の健康に役立ててください。

サロンやスパ、医療、介護、 スポーツの分野でも活用

現代医学が病気の原因となる“部分”に着目するのに対し、“ホリスティック（全体的）”に働きかけるのがアロマセラピーです。体調をくずしたときも、心と体全体を見て精油を選んで役立てます。この「ホリスティック・アロマセラピー」を確立したのは、マルグリット・モーリーというオーストリア人の女性。彼女は1960年代、精油（香り）と伝統医療の知識を持ってイギリスへと渡り、精油を植物油で希釈してマッサージを行うという方法を広めます。これが、現代のアロマセラピーの在り方につながっています。

そして、1970年代に発刊されたロバート・ティスランドの著書などがきっかけとなり、アロマセラピーは世界に広がります。日本でも、本格的にアロマセラピーを学んだプロフェッショナルが活躍し始めました。そして、アロマセラピーサロンやスパはもちろんのこと、医療の現場、介護施設、スポーツの分野などでも幅広く活用されるようになりました。

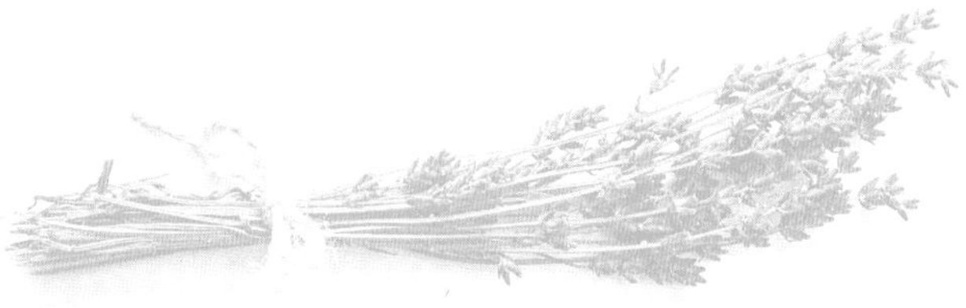

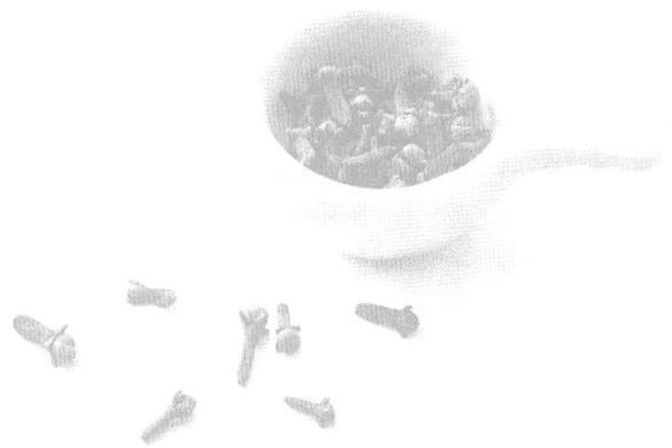

Part.2

アロマセラピーの歴史

植物や精油はいったいどのようにして使われてきたか、
その歴史をたどりながら、アロマセラピーへの理解を深めましょう。

～紀元前3000年	アロマセラピーにも通じる伝統療法、アーユルベーダが誕生する。
古代エジプト	神に祈りを捧げるために薫香を用いる。 古代エジプトで、ミイラ作りにミルラなどの芳香植物が使われる。
1世紀頃	キリストが誕生した際に、東方の三賢人がフランキンセンス（乳香）、ミルラ（没薬《もつやく》）、黄金を捧げる。 ギリシャ人医師のディオスコリデスによる『マテリア・メディカ（薬物誌）』、 博物学者のプリニウスによる『博物誌』で、植物の効能や利用法などが紹介される。
11世紀頃	アラビアの医師で哲学者でもあったイブン・シーナが精油の蒸留法を確立する。 イブン・シーナの著書『医学典範（カノン）』は、長年にわたり医科大学の教科書として使われる。
11～13世紀頃	十字軍の遠征によって、文献などとともに精油の蒸留法がアラビアからヨーロッパに伝わる。
14世紀頃	ローズマリーを用いて作られた「ハンガリアン・ウォーター」が「若返りの水」として話題になる。
1937年	フランス人化学者のルネ・モーリス・ガットフォセが精油の効能の研究を、 『Aromathérapie』という書物にまとめる。それを機に「アロマセラピー」という言葉が生まれる。
1942年	フランス軍医のジャン・バルネが戦中の負傷者たちに精油を使って治療を行い、 医療関係者を啓蒙する。
1961年	マルグリット・モーリーが『Le capital "Jeunesse"（もっとも大切なもの…若さ）』を発刊したことで、 ホリスティック・アロマセラピーの考えが世界に広がる。
1977年	ロバート・ティスランドが『The Art of Aromatherapy』を著し、 近年のアロマセラピーブームのきっかけとなる。
現代	多くのアロマセラピストが国内外で学び、日本でもアロマセラピーが様々な分野で活用される。

Part.3
香りの伝達方法

精油の香りや成分が心身に伝わる方法には、３つのルートがあります。
どのように伝わるかを知って活用することで、アロマセラピーがもたらす効果もよりアップします。

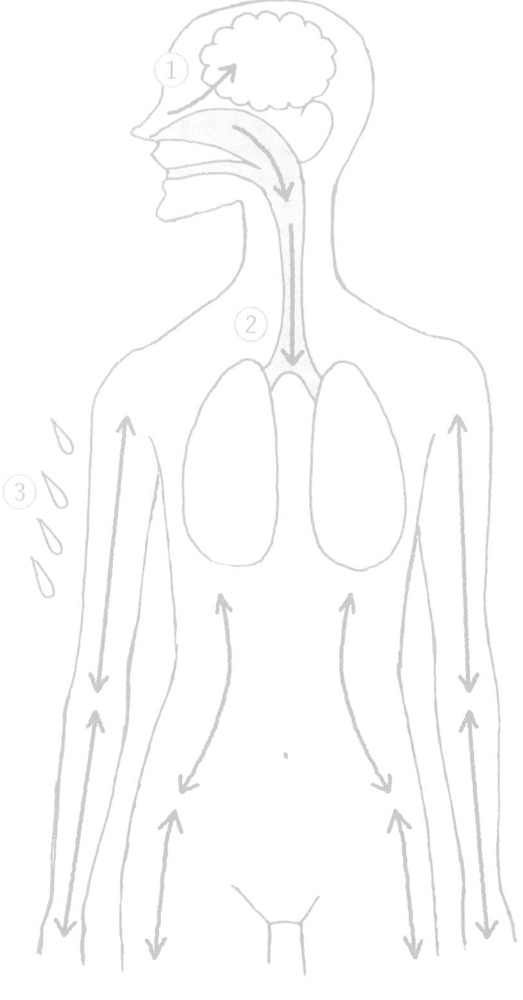

①鼻から伝わるルート

精油に含まれる芳香分子が揮発して鼻に入り、電気的信号となって脳に伝わるルートです。そのルートは、下記のような流れです。

鼻から精油の芳香分子が入る

↓

芳香分子が鼻の奥にある嗅上皮という
粘膜に届く

↓

嗅上皮にある嗅細胞で芳香分子が
受容される

↓

受容された芳香分子は電気的信号に変わって
大脳辺縁系や視床下部に届く

大脳辺縁系は、本能に深く関わる部分で、感情や欲求を支配しています。また、視床下部は体温やホルモン、血圧、心臓、胃腸などの働きを調節する自律神経を支配している部分です。脳の中枢とも言えるこの部分に香りの情報が届くことで、気持ちが落ち着いたり、明るい気分になったり心に変化をもたらします。さらに、ホルモンバランスを整えたり消化器系の不調を和らげたりすることにもつながります。

②肺から伝わるルート

呼吸して吸い込んだ精油の化学成分が気管支を通って肺から吸収され、血流にのって全身に伝わるルートです。

鼻や口から吸い込まれた精油の化学成分は、肺に入ります。肺の末端には肺胞があり、そこを通過して血管へと浸透します。血管に入った成分は血液にのって全身をかけめぐり、体の器官や組織に働きかけます。精油の香りを嗅いだり吸入したりすることで、このルートを活用することができます。

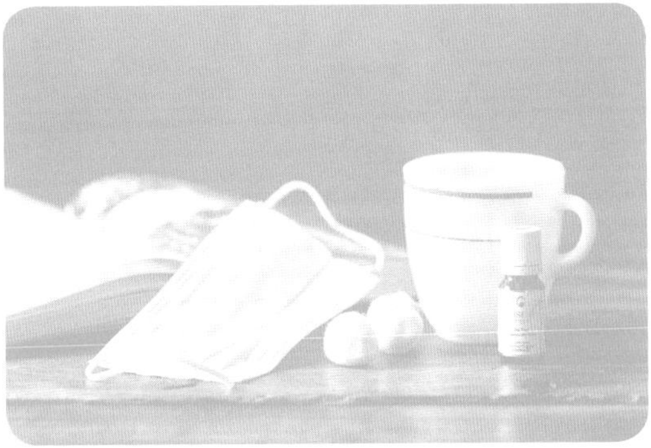

吸入（82ページ参照）は、肺から伝わるルートの代表例です。

③皮膚から伝わるルート

精油に含まれている化学成分が皮膚から浸透して血液に入り、血流にのって全身に伝わるルートです。

精油を植物油などで希釈して肌に塗布すると、その成分が皮脂膜や表皮を通過して、その下の真皮層にある血管にまで浸透します。肺から伝わるルートと同様、成分は血液にのって全身をかけめぐります。精油を植物油に混ぜて肌に塗布したり、アロマバスを行ったりすることで、このルートを活用することができます。

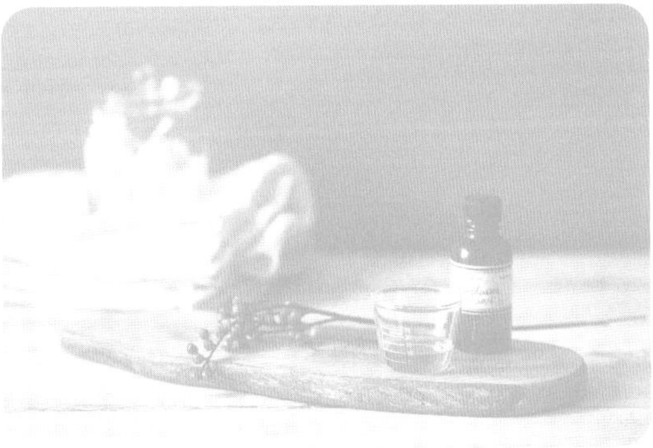

アロマセラピーマッサージ（85～87ページ参照）やアロマバス・部分浴（80～81ページ参照）は、皮膚から伝わるルートを利用したものです。

心身への作用の違いは含まれる化学成分の違い

ここで紹介した3つのルートを通って、心や体に働きかける精油。それぞれの精油によって心身にもたらす作用が異なるのは、化学成分（32～35ページ参照）の違いによるものです。そのため、精油の働きを深く知ろうと思うと、化学成分を理解することが不可欠となります。感性が大切な“香り”と難しい名前や化学記号が並ぶ“化学成分”は、一見かけ離れたもののように感じますが、ともにアロマセラピーを成り立たせる重要な要素です。

Part.4

精油の製造方法

精油を植物から抽出するために利用されるのは、主に水蒸気蒸留法、圧搾法、溶剤抽出法の3つ。
植物の特性に合わせて、それぞれの方法が用いられます。

水蒸気蒸留法

植物の分泌物を蒸発させて精油を抽出

　最も多く利用されている抽出方法です。主なプロセスは、花や葉、枝、樹脂など精油が含まれている植物の部位をタンクに入れ、水蒸気を当てて分泌物（精油）を蒸発させ、冷却水を当てて液体にするというもの。この方法は11世紀にアラビアの医師で哲学者でもあったイブン・シーナによって確立され、今も当時とほとんど変わらない方法で行われています。精油は熱に弱いことから、そのダメージを最小限に抑えるため、全プロセスを約2時間で行います。この水蒸気蒸留法では、最終的に精油と芳香蒸留水（ハイドロゾル）が抽出され、この芳香蒸留水にも水溶性の芳香成分が溶けています。ラベンダーやローズなどの芳香蒸留水は、化粧品やその材料として利用されます。

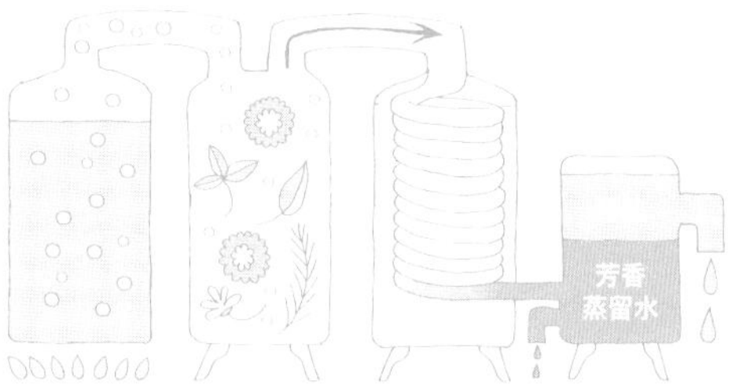

①タンク内の水を熱して、水蒸気を発生させる。
②精油が含まれている植物の分泌腺を水蒸気が破裂させ、中の分泌物（精油）を蒸発させる。
③分泌物を含む蒸気が冷却水におおわれた管を通り、冷やされる。
④冷やされた蒸気は液体となり、精油と芳香蒸留水が得られる。

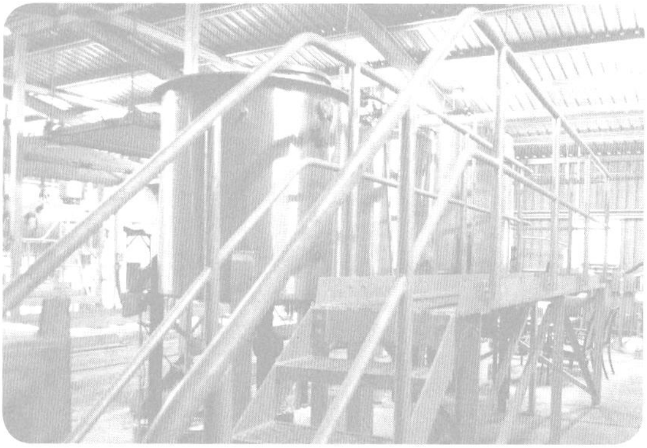

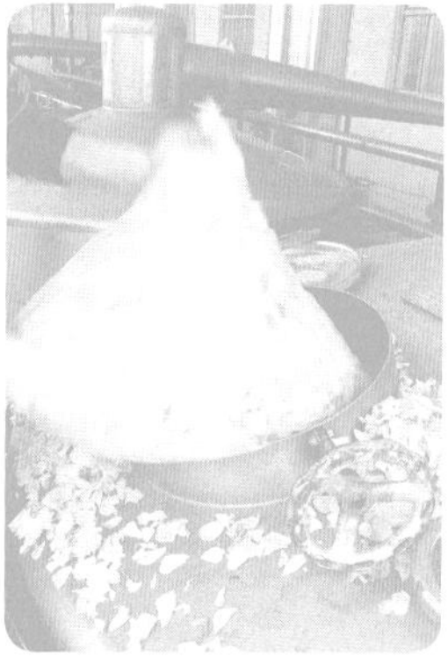

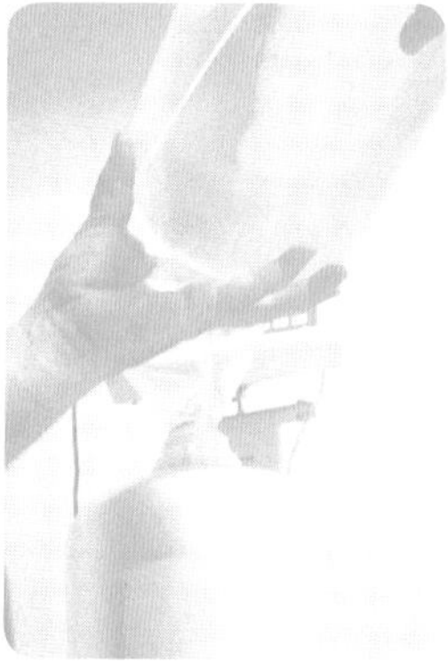

圧搾法

機械を用いて果実の皮を絞って抽出

オレンジスウィートやレモンなど、柑橘の果皮から精油を抽出するときに利用される方法です。遠心力を利用した機械で果皮を絞り、精油を抽出します。現在は機械を使いますが、昔は手で果皮を絞り、海綿に吸わせて抽出していました。この方法は熱を使わないため成分がほとんど変化することなく、フレッシュな精油を抽出することができます。ただ劣化するのも早いため、ほかの抽出法で得られた精油より、早めに使い切るようにしましょう（開封後6カ月が目安）。

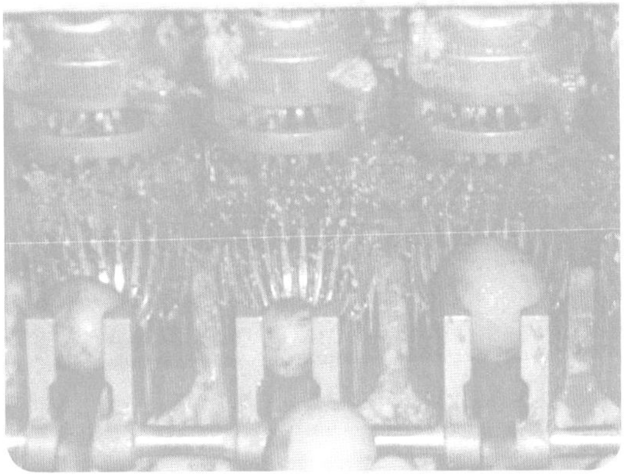

溶剤抽出法

揮発性溶剤に植物を浸けて抽出

ジャスミンやローズなど、含まれる芳香成分が少ない精油を抽出するときに利用される方法です。溶剤抽出法で得られた精油は「アブソリュート」と呼ばれます。抽出の過程で、化学物質である溶剤にさらされていることや、溶剤が精油に残留している可能性があるため、マッサージオイルや湿布、化粧品など、肌に直接触れる利用方法にはおすすめしません。

①植物を揮発性溶剤（石油エーテル、ヘキサン、トルエン、ベンゼン、メチルアルコール、エタノールなど）に浸し、分泌物（精油）を溶剤に溶かし出す。
②植物を取り除いて溶剤を揮発させると、コンクリートと呼ばれるろう状のものが得られる。
③コンクリートにアルコールを加えて処理し、約50°Cの熱を加える。
④精油を含む揮発性の物質（精油）が抽出される。

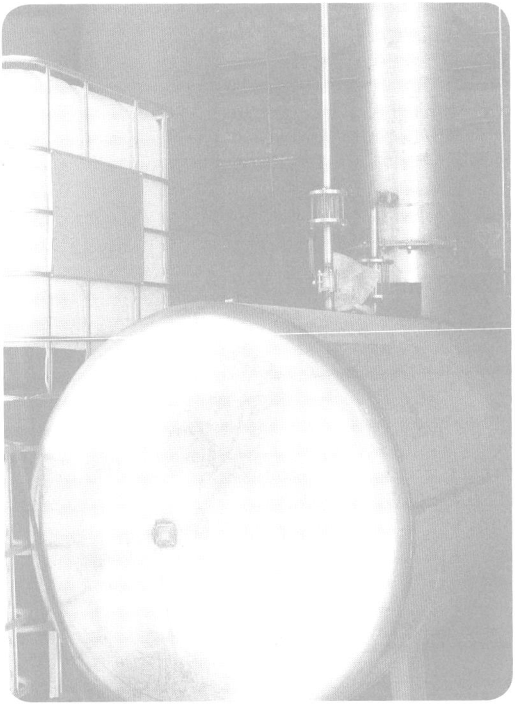

一般的ではない精油の抽出法

アンフルラージュ法

過去に利用された
動物性油脂を用いた抽出法

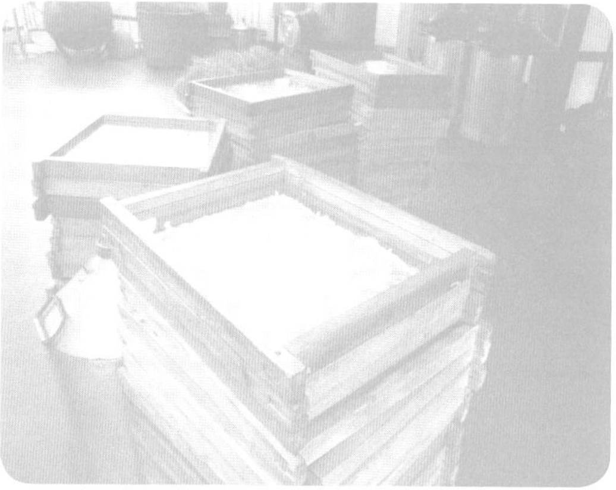

過去にジャスミンやローズなどの精油を抽出するときに利用された方法で、油脂吸着法とも呼びます。動物性油脂の上に花びらを並べて分泌物（精油）を溶け出させ、アルコールで希釈したり強く振ったりして精油と油脂を分離させます。非常に手間がかかるため現在は行われていませんが、精油を抽出する方法としては伝統的なものです。

超臨界流体抽出法

まだ広まっていない
最新機器を使った抽出法

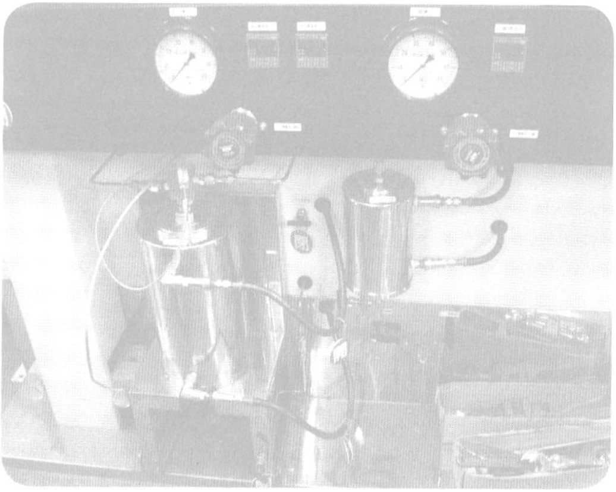

1980年代に発明された方法で、高圧の二酸化炭素を用いて精油を抽出します。熱も溶剤も使用しないため、よりナチュラルな香りの精油が抽出されますが、これに使用する機器が非常に高価なこともあり、一般には普及していません。この方法で製造された精油は価格も高く、水蒸気蒸留法で抽出された精油とは化学構造が異なります。

Part.5

植物の栽培方法

自然の香りの精油、私たちの心身に役立つ質のよい精油を抽出するためには、
原料となる植物の栽培方法が大きく左右します。それぞれの栽培方法の違いを知っておきましょう。

栽培方法によって異なる植物の質や収穫量

植物は、同じ品種でも、生育した場所によって含有する成分に多少の違いがあります。それによって抽出された精油の香りや色にも違いが生じます。そして、もうひとつ知っておきたいのは植物の栽培方法です。植物の栽培には、主に右記の3つの方法があり、それぞれに特徴があります。

オーガニック認証の基準を知り自らの“選ぶ力”を養う

もちろん、有機栽培による植物から抽出された精油を使用するのが理想ではありますが、有機栽培は手間と時間がかかるため、必然的に価格が高くなります。また、最近は有機を意味する「オーガニック（Organic）」という言葉をよく耳にしたり目にしたりしますが、日本では化粧品や雑貨に「オーガニック」という言葉を使うにあたって規定がないのが現状です。海外にはオーガニック製品であることを認証する機関が数多くあり、基準をクリアした商品には認証マークがつけられています。それは選択するうえでの指標になりますが、その基準は認証機関によって様々であることも知っておくべきでしょう。

つまり、何を基準に選んで、どのように使うかは、使用する本人の判断に委ねられるということになります。正しい選択ができるよう“選ぶ力”を養うことが必要です。

通常栽培

- 化学肥料、殺虫剤、除草剤を使用している。
- 植物の品種を改良することで、より早く大量に栽培することができる。
- 大量生産に対応できる。一般的に質より量に重点が置かれている場合が多い。

野生種

- 人の手を加えずに、厳しい環境の中で生育している。
- 生命力、エネルギーに満ちている。
- 周辺環境によって性質が変わるため、確認する必要がある。
- 人の目につきにくい場所で生育していることが多いため、収穫が大変である。

有機栽培

- 土壌環境を重視し、有機堆肥など自然のものを使用している。
- 化学薬品は使用しない。
- 野生種に近い生命力を保持している。
- ヨーロッパやアメリカなどに認証機関や認証マークがある。

国内自社工場にてオーガニック認証商品を開発・製造する

ARTQ ORGANICS
アロマティーク オーガニクス

本書著者アネルズあづさが主宰するブランド アロマティークオーガニクスでは、
世界のオーガニック契約農家から仕入れを行う厳選された精油、植物油、またそのオーガニック原料を使用した
スキンケア化粧品を開発・製造しています。そのものづくりにはオーガニックの精神が貫かれています。

世界中の農家から届く オーガニックの精油と植物油

「心に深くふれる香りが、心身を変える」アロマティークオーガニクスは、この理念のもと2000年より香りを追求すること、そして原料にこだわった商品づくりを行い、厳しい品質管理のもと商品をお届けしています。北海道にオーガニック認証を取得した自社工場を持ち、世界の提携工場ともに毎年厳しい認証査察をクリアしています。世界中の契約農家から仕入れを行う精油や植物油は、アネルズあづさ自身が農家に足を運び、栽培状況や精油の抽出過程を確認しています。その中で撮影されたのが、本書掲載の植物や畑の写真です。精油や植物油は、鮮度が命。とれたてのフレッシュな香りが楽しめるように毎年少量ずつ農家から仕入れを行い、自社工場でボトリングされたあと、私達の手元に届けられます。

すべての精油と植物油が オーガニック認証を取得

アロマティークオーガニクスの精油や植物油、スキンケア化粧品には「USDA」「ACO」「COSMOS」などのオーガニック認証マークが入っています。これは、オーガニック栽培による素材であることを認定するもので、汚染地域から離れた場所で生育した植物であること、除草剤および殺虫剤を使用していないこと、植物抽出成分やミネラルを混合したもの、有機堆肥を使用していることなど、厳しい認定基準があります。さらに、年1回の査察が行われて認定が更新される厳格なものです。これらをクリアした精油は、大自然の中で育った植物をそのままボトルに詰めたような香りがします。またアロマティークオーガニクスはこれらの基準に基づいた、自社工場で製造を行う国産オーガニック認証スキンケア製品も展開しています。

活躍するアロマセラピストを育成するスクール

ARTQ INSTITUTE
アロマティーク インスティチュート

アネルズあづさが校長を務めるスクールでは、グローバルな視点でのアロマセラピー教育、オーガニック商品を活用したセラピーワークの教育を行っています。

資格取得だけでなく 実践に重きを置くカリキュラム

アロマセラピーの専門教育機関アロマティークインスティチュートでは、文字だけで学び、資格をたくさん取得することを目的とした教育ではなく、目標を持ち、現場で活躍できるセラピストの育成を目指しています。そのカリキュラム内容は、現在世界4カ国で展開され、広く共有されています。はじめてアロマセラピーを学ぶ方、一度学んだけれどもう一度学び直したい方、さらにスキルアップしたい方、すべてのみなさんに役立つ教育システムとサポートで「継続して学び続けられる環境」をご用意しています。そのカリキュラムの一部を紹介しましょう。

妊産婦とベビーのための プロフェッショナル クリニカルアロマセラピーコース

妊産婦ケア領域のアロマセラピーを専門とするクリニカルセラピストのスペシャリスト育成コースです。 産後のベビーケアにおける知識やケア方法なども網羅し、総合的な習得ができるカリキュラムとなっています。実技では全身ケア（ベッド）、フットケア、バックケア（イス）、ベビーケアを習得することができます。座学では、海外・国内から専門家を招き、国内外で行われている産婦人科領域での活用例を通し、生きた情報を紹介していきます。このコースは、イギリスで妊産婦の補完代替療法のプロフェッショナルを育成している教育機関「expectancy」との共同開発プログラムです。

精油ブレンド学Term1

履修時間

オンライン&インクラス 全4回 18時間

香りを嗅ぐということはどういうことなのかを理解することから始まり、ブレンドに必要な「香り・バランス」といったアート性に化学的な知識を重ね、偏ることなく調和のとれたブレンドを実現させるためのカリキュラムです。「精油を知っているセラピスト」から「精油を実際にバランスよく活用できるセラピスト」へとステップアップを目指すコースです。

精油ブレンド学Term2

履修時間

オンライン&インクラス 全4回 15時間

1の授業から進んで、「イメージや空間」や「商品」によりフォーカスし、企画書作成を含めたブレンド方法を学びます。個々のクライアントのブレンド作りにフォーカスしたコンサルテーション方法を学び、実際のケーススタディ形式において手を動かして学ぶ実習時間が多いコース。関連法規についても学びます。商品開発やオリジナル商品などを手がけたい方におすすめです。

精油ブレンド学Term3

履修時間

オンライン&インクラス 全4回 18時間

1～2で得た知識や技術を基に、さらなるプロフェッショナルスキルを習得します。実際のブレンドルームを想定し、カスタマイズブレンドの一連の流れを体感し、習得する授業です。オリジナルブレンドをケーススタディに沿って数回繰り返して制作しながら、見えてきた課題を一緒に共有し、すぐに現場で活躍できる実践力を身につけていくコースです。

お問い合わせ　school@aromatiqueorganics.com　https://www.artq.institute/

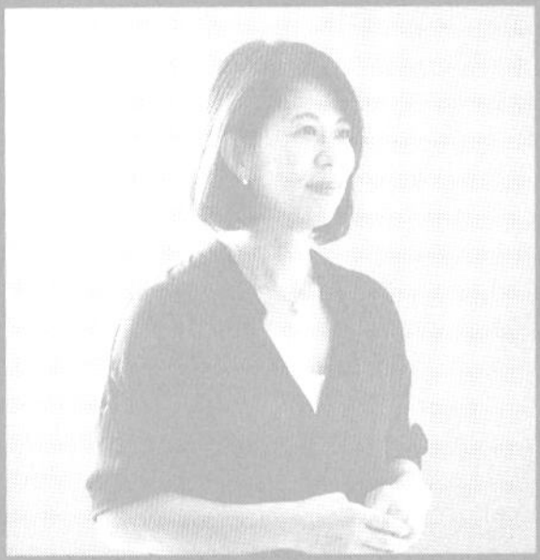

著者

アネルズ あづさ

医学博士
株式会社Blue ink 代表取締役
ARTQ INSTITUTE 校長

大学4年時までスポーツおよびスポーツ心理を学ぶ中でアロマセラピーとスポーツ選手のパフォーマンスに関連する研究を知る。大学卒業後、英国ITHMA認定プロフェッショナルアロマセラピーコース、妊産婦とベビーの補完療法を中心として3年半の英国留学後、2000年に前身となる有限会社アロマティークを設立。産婦人科内でのアロマセラピー分娩ケアを推進し、医療従事者および一般向けの講座やセミナーを行う一方で、ハリウッド映画「パフューム」や著名人、大企業の専属フォーミュレーターに選ばれるなど、日本における精油ブレンディングの第一人者として活躍。そのほか、六本木ヒルズ「TOUCH」でのバスアロマコンサルティングや商品開発、温泉旅館「あたみ石亭」スパマネージメントなど、各企業に対するアロマセラピーのコンサルティング、および新聞や雑誌にコラムを執筆。著書に『香りを楽しむ 特徴がわかる アロマ図鑑』(ナツメ社)、『誰も教えてくれなかった精油のブレンド学』(BABジャパン)、『マタニティアロマセラピー コンプリートブック』(BABジャパン)がある。

https://www.aromatiqueorganics.jp/
https://www.artq.jp/

スタッフ

デザイン	楯 まさみ
撮影	北川鉄雄(Studio colts)
植物撮影	アネルズあづさ
画像協力	Shutterstock.com
イラスト	後藤知江
取材	川原好恵
企画・編集	成田すず江(株式会社テンカウント)

参考文献

『The Chemistry of Aromatherapeutic Oils』E.Joy Bowles著(A&U)
『THE ESSENTIAL OILS VOLUME I-VI』E.GUENTHER著(KRIEGER)
『The Complete Guide to Aromatherapy』Salvatore Battaglia著(The International Centre of Holistic Aromatherapy)
『Essential Chemistry for Safe Aromatherapy』Sue Clarke著(CHURCHILL LIVINGSTONE)
『AROMATHERAPY For HEALING THE SPIRIT』Gabriel Mojay著(GAIA)
『ESSENTIAL OILS』Jennifer Peace Rhind著(SINGING DRAGON)
『ESSENTIAL OIL CROPS』E.A. Weiss著(CAB INTERNATIONAL)
『The complete aromatherapy & essential oils』Nerys Purchon and Lora Cantele著(Robert ROSE)
『LAVENDER』Virginia McNaughton著(GARDEN ART PRESS)
『FRAGRANCE AND WELLBEING』Jennifer Peace Rhind著(SINGING DRAGON)
『AN INTRODUCTORY GUIDE TO AROMATHERAPY』LOUISE TUCKER著(EMS Publishing)
『CLINICAL MASSAGE THERAPY』James Waslaski著(PEARSON)
『DEEP TISSUE MASSAGE』Art Riggs著(North Atlantic Books)
『MASSAGE THERAPY RESEARCH』Tiffany Field著(Blackwell Publishing)
『Essential Oil Safety Second Edition』Robert Tisserand・Rodney Young著(CHURCHILL LIVINGSTONE ELSEVIER)

本書の内容に関するお問い合わせは、お手紙かメール(jitsuyou@kawade.co.jp)にて承ります。恐縮ですが、お電話でのお問い合わせはご遠慮くださいますようお願いいたします。

本書は2016年10月小社刊『アネルズあづさの精油ブレンドバイブル』を新装したものです。

アネルズあづさの
精油ブレンドバイブル 新装版

2016年10月30日 初版発行
2024年 3月20日 新装版初版印刷
2024年 3月30日 新装版初版発行

著者 アネルズあづさ
発行者 小野寺優
発行所 株式会社河出書房新社
〒151-0051 東京都渋谷区千駄ヶ谷2-32-2
電話 03-3404-1201(営業)
03-3404-8611(編集)
https://www.kawade.co.jp/
印刷・製本 図書印刷株式会社

Printed in Japan
ISBN978-4-309-29393-6